DES ALTÉRATIONS

QUE SUBIT

LE FŒTUS

APRÈS SA MORT

DANS LE SEIN MATERNEL

A. Parent, imprimeur de la Faculté de Médecine, rue Mr-le-Prince, 31.

DES ALTÉRATIONS

QUE SUBIT

LE FŒTUS

APRÈS SA MORT

DANS LE SEIN MATERNEL

PAR

A.-A. LEMPEREUR

DOCTEUR EN MÉDECINE.

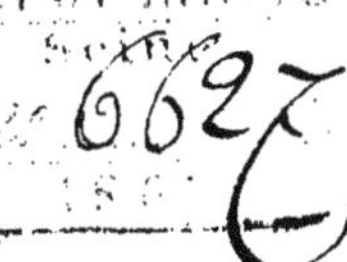
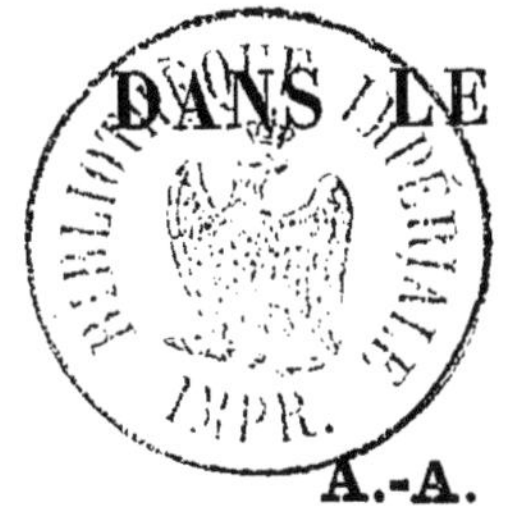

PARIS

ADRIEN DELAHAYE, LIBRAIRE-ÉDITEUR

PLACE DE L'ÉCOLE-DE-MÉDECINE.

1867

ÉTUDE PRÉLIMINAIRE

En abordant l'étude de la question inscrite en tête de ce Mémoire il eût peut-être été nécessaire d'en faire ressortir l'importance au point de vue anatomique et médico-légal, d'en montrer l'utilité dans certaines recherches relatives à l'avortement, aux naissances légitimes, et à la superfétation. Sans méconnaître la portée de ces considérations préliminaires, nous avons cru cependant pouvoir les supprimer sans inconvénient (1). En effet,

(1) On trouve fréquemment dans les auteurs des observations comme la suivante, de Mauriceau, qui en apprennent plus que toutes les dissertations :

« Le 12 may 1692, une dame me manda chez elle pour me montrer un petit fœtus avorton et son arrière faix, qui estoient tout flétris et corrompus, l'un et l'autre estant néanmoins sans fœteur. Elle me demanda de quelle terme je croyois que pouvoit estre ce petit enfant, qui estoit de la longueur du plus grand doigt de la main. Je luy dis qu'à sa grandeur il ne paroissoit pas avoir esté vivant au ventre de sa mère plus de deux mois, ou environ ; mais qu'il pouvoit s'y estre conservé encore autant de temps après sa mort, ses eaux ne s'étant pas écoulées devant le temps de l'avortement, et peut estre mesme davantage. Sur celà, elle me dit que c'estoit une de ses femmes domestiques, qui estoit avortée ce mesme jour de cet enfant, et que, comme le mari de cette femme estoit absent depuis quatre mois et demy elle croyoit, voyant cet enfant si petit, que c'estoit un autre homme qui luy avoit fait. Mais pour moy, de crainte d'imputer dans ce doute, un crime à cette femme dont elle estoit peut estre innocente, je laissay la question indécise ; ne pouvant pas avoir une entière certitude par l'inspection de cet avorton, du véritable temps de sa conception ; en ayant vu d'aussi petits, dont les femmes ne se sont délivrées qu'après cinq mois de leur conception, les ayant portez morts deux ou trois mois en leur ventre, où ils s'estoient conservez sans grande corruption dans leurs propres eaux, comme font certains fruits dans une saumure convenable ; de sorte qu'ils n'estoient que de la grosseur qu'ils pouvoient avoir lors que leur principe de vie avoit esté détruit. (Mauriceau, *Traité des maladies des femmes grosses*. 4⁰ édition. Paris, 1694. In-4.)

Lempereur.   1

l'énoncé seul du problème en fait pressentir de suite les diverses applications, et une longue démonstration, si solide qu'on la suppose, outre son peu d'intérêt et de nouveauté, n'ajouterait que médiocrement à la somme des connaissances acquises sur ce point. D'autre part, obligé que nous sommes de nous étendre assez longuement sur certaines parties de ce sujet, nous devons être sobre de détails superflus et ménager à la fois le temps et l'espace en vue de développements directement en rapport avec la solution cherchée.

La première partie de ce Mémoire est consacrée à l'examen du développement du fœtus; des causes, des signes et des conséquences de sa mort.

La deuxième partie traite des altérations qui peuvent s'observer sur le fœtus au sein de la cavité utérine.

La troisième partie, des altérations reconnues dans les diverses espèces de grossesse extra-utérine.

PREMIÈRE PARTIE

I. — DIFFICULTÉS DE LA QUESTION.

L'étude que nous commençons est longue et difficile, il nous paraît donc essentiel, dès le début, d'en marquer les limites, de préciser nettement la nature de ces difficultés, d'en signaler la valeur et le nombre, afin de bien établir les conditions du problème, de montrer ce qui a été fait et ce qui restait à faire dans cette voie; ce sera d'ailleurs notre justification, si nous ne nous élevons pas à la hauteur de notre tâche dans les pages qui vont suivre.

Les témoignages variés, confus et contradictoires des auteurs touchant les altérations du fœtus dans le sein maternel, ne sont pas un des moindres embarras du médecin désireux de trouver la vérité. Même en laissant de côté tous les faits anormaux, les monstruosités, les prodiges (et Dieu sait si le nombre en est grand !), en se renfermant aussi étroitement que possible dans la question, on s'étonne de tout ce qui a été dit, répété, écrit par les anciens auteurs. Dans leurs recueils volumineux, les observations sont aussi nombreuses que variées; mais cette richesse même n'est qu'un embarras de plus, car elle est plus apparente que réelle : nul moyen souvent de reconnaître l'expression réelle de la vérité des affirmations équivoques de la crédulité; l'authenticité fait défaut; et puis, les autopsies, les caractères précis, distinctifs des faits entre eux manquent ou se réduisent à un sommaire d'un laconisme désespérant. Il n'est sorte de lésions dont ils n'aient parlé, sorte de singularités dont ils n'aient cité des cas; exemples tantôt vrais, ordinaires, naturels; tantôt douteux, exceptionnels, fantastiques. Ils ont vu des fœtus ramollis, liquéfiés, gangrenés, putréfiés; des fœtus desséchés, flétris, comme fumés et boucanés; des fœtus réduits au squelette, ou excoriés, rongés de vers; des fœtus enkystés, pétrifiés, osseux, cartilagineux, gypseux; des fœtus rouges, noirs, blancs, jaunes; des fœtus enfin de toute forme, de toute couleur, de toute grandeur.

C'est peu de les avoir vus et décrits, ils ont plus d'une fois voulu expliquer la cause de leurs altérations. Et alors quelles explications!

C'est une dévote qui porte six ans un fœtus devenu aussi blanc et aussi dur que le marbre, parce que, dit Hoffmann, elle s'était oubliée trop souvent en de longues extases devant un séraphin de plâtre.

C'est une italienne qui met au monde un enfant pétrifié, parce que, étant grosse, elle avait un goût prononcé pour les substances calcaires, qu'elle mangeait en toute occasion.

C'est une femme qui donne le jour à un enfant dont le côté gauche était ulcéré et saignant, parce que, enceinte de quatre mois, elle avait été vivement frappée de la plaie saignante d'un crucifix.

C'en est une autre qui accouche de deux jumelles dorées comme l'aurore après avoir pris un julep au safran.

Une autre, mère d'un enfant plus noir qu'un corbeau, parce qu'elle avait été enveloppée dans l'explosion d'une poudrière.

Le *Journal d'Allemagne* (t. II, obs. 149) rapporte l'histoire d'un fœtus, né sans épiderme, parce que la mère, pendant toute sa grossesse, ne prenait pour aliment que des acides et pour boisson que du vinaigre.

Salmuth (obs. 66) parle d'une comtesse qui accoucha d'une fille avec un côté rongé, parce que dans la matrice se trouvait en même temps un oiseau vivant sans plumes, qui mordit bellement la sage-femme à la main, puis courut par toute la chambre jusqu'à ce qu'on l'eût étouffé sous des oreillers.

Langius et Donatus assurent de la meilleure foi du monde qu'une dame mit au monde trois enfants, dont un était mort, parce qu'un boulanger, après s'être laissé mordre par elle deux fois à l'épaule, s'y était refusé une troisième.

Segerus trouve naturelle la gangrène d'un fœtus dont la mère avait été vivement effrayée par un terrible incendie. Etc., etc.

Nous en passons, et des meilleures.

C'est dans ce mélange confus qu'il faut arrêter son choix, c'est de ces fantaisies que nous devons faire justice. Le triage des observations a besoin d'être sévère; quant aux théories, on comprend sans peine qu'on en tienne peu compte. Nous avons à rechercher surtout et avant tout des faits réels, bien caractérisés, convaincants en un mot; c'est à les reconnaître, à les discuter que nous mettrons tous nos soins. aidé que nous serons dans ce contrôle difficile et par les progrès de la science moderne, et par la comparaison de nos propres observations, et par les lumières de nos maîtres dans l'art obstétrical.

Les difficultés qui dépendent de l'esprit et de la sagacité des observateurs ne sont pas les seules; il en est de plus grandes encore inhérentes à la nature du sujet observé : les renseignements sont insuffisants ou trompeurs, les signes vagues ou infidèles, les lésions mal définies et peu caractéristiques.

Il faudrait en premier lieu assigner une date précise à la mort du fœtus : or cette fixation est chose presque toujours impossible. On a donné des signes nombreux pour reconnaître si l'enfant a succombé dans le sein maternel ; ces signes seront passés en revue plus loin et leur valeur discutée. Ne préjugeons donc rien, disons seulement que le plus important, le seul vraiment certain ne peut s'obtenir que par une sorte de hasard heureux, alors qu'auscultant chaque jour les bruits du cœur fœtal, on en constate à un moment donné la cessation; encore ceci n'est-il applicable qu'aux fœtus arrivés au cinquième mois.

La date supposée connue, il est essentiel de déterminer la cause de la mort; or nous n'apprendrons rien à personne en rappelant de quelles ténèbres reste souvent enveloppée cette détermination. Et pourtant de quelle nécessité n'est-elle pas, si l'on veut éviter des confusions et des attributions fausses? n'importe-t-il pas de distinguer soigneusement les lésions qui sont le cachet et la marque propre de la dernière maladie, des altérations cadavériques, seul produit du temps et de la transformation naturelle des tissus *post mortem?* On a observé des fœtus morts de purpura, de variole, de syphilis, d'ictère; on en a vu avec des manifestations morbides avancées du côté du foie, des reins, du cœur; or, il est de toute évidence qu'on doit se garder de compter dans le relevé des altérations datant de la mort toutes celles qui lui sont antérieures, qui en sont la cause et non l'effet. Ainsi dans notre observation, p. 72 nous avons constaté le foie, et la rate modifiés profondément, les éléments propres disparus en grande partie, le tissu méconnaissable, tandis que tous les autres organes avaient à peine commencé à subir une légère transformation et avaient conservé leur aspect particulier; nous en avons conclu, et c'était, croyons-nous, la seule conclusion autorisée, que ces deux organes avaient été le siége principal des manifestations morbides pendant la vie fœtale, mais qu'il n'y avait rien à en déduire pour le processus des dégénérescences cadavériques. Ceci nous permet d'établir dès maintenant en règle générale, pour éviter des confusions d'attributions toujours regrettables, la nécessité de s'appuyer sur l'examen simultané de tous les organes, et de l'ensemble des signes fournis, de leur coïncidence, de leur développement parallèle, former un jugement définitif. Une lésion isolée, dans beaucoup de cas, n'ayant pas plus de valeur qu'un symptôme seul (non pathognomonique) pour asseoir un diagnostic, l'une et l'autre laissant trop large place à l'erreur.

Une dernière et importante considération ne fera que confirmer tout ce qui précède, elle se rapporte à la variété des lésions. A cette première période de la vie où l'enfant subit de si rapides et de si complètes transformations, où chaque jour de plus semble marquer son empreinte sur les parties de son être, on comprend quelle énorme différence entre les fœtus de deux, de quatre, six et huit mois; quel degré variable de résistance dans les tissus suivant les âges; quels changements divers après le même laps de temps dans des organes semblables, mais inégalement développés.

Apprécier ces distinctions, en tenir compte soigneusement, c'est œuvre délicate sans doute, mais indispensable. Les plus légers indices peuvent avoir leur valeur, surtout quand ils concordent et concourent avec d'autres pour fixer l'esprit. Assurément, si les altérations à examiner étaient toujours de date assez ancienne, si elles se montraient nettement tranchées et distinctes, il ne serait nullement besoin d'un œil si exercé et si scrutateur pour les constater; mais que l'on veuille bien se rappeler que, si l'on rencontre quelquefois des fœtus morts de dix, vingt, trente, quarante et cinquante ans, on en voit infiniment plus souvent qui n'ont séjourné dans le sein maternel que dix, vingt, trente, quarante et cinquante jours, et ce sont ceux-là surtout que nous avons intérêt à bien connaître, ceux-là qu'il faut étudier pour trouver les signes révélateurs du temps, alors même que ce temps n'a pu imprimer sur eux que de faibles marques de son passage.

Nous pensons en avoir dit assez sur les difficultés de ce travail : contradiction des observateurs, incertitude des dates, confusion des causes, caractéristique incomplète des lésions, variété ou insuffisance des altérations, voilà, ce nous semble, dans ce simple et rapide résumé, des titres à l'indulgence du critique le plus rigoureux et du juge le plus sévère.

II. — DÉVELOPPEMENT NORMAL DU FŒTUS.

Depuis le moment de la conception jusqu'à celui de la naissance le nouvel être passe par une suite de transformations qu'il n'est pas sans intérêt de rappeler ici brièvement (1).

Au début ce n'est qu'une sorte de cellule particulière, un *ovule* (les plus gros ont un dixième de ligne) avec sa *membrane vitelline*, ses granulations ou *vitellus;* et dans ce vitellus la *vésicule* et la *tache germinative*.

Une fois fécondé, soit dans l'ovaire, soit dans les trompes, il éprouve d'importantes modifications en cheminant vers la matrice, s'enveloppant d'une couche albumineuse extérieure, tandis que le vitellus se segmente en sphères nombreuses dont la réunion constitue le *blastoderme*. Celui-ci, montre bientôt en un point, une tache obscure circulaire, remarquable par une accumulation plus grande de matériaux plastiques, c'est la *tache embryonnaire* où sera la place de l'embryon ; dix jours à peu près ont suffi à ces changements, l'œuf est arrivé dans la matrice, il y occupe la place qu'il doit désormais conserver.

A ce moment l'œuf normal doit présenter, dit Bischoff, les ca-

(1) Dès le début de cette dissertation, il nous paraît utile, une fois pour toutes, de prévenir le lecteur que, dans notre esprit, il n'y a et ne peut y avoir rien d'absolu dans les classifications et les divisions que nous avons cru devoir adopter. Outre que la médecine en général ne comporte point de règles mathématiques et d'une rigueur exclusive, ce sujet en particulier s'accommoderait fort mal d'un tel régime, si tant est qu'on pût songer à le lui imposer.

ractères suivants : Il sera non pas libre dans la matrice, mais plus ou moins enveloppé et fixé par la substance de la caduque vraie et de la caduque réfléchie et il occupera vraisemblablement le voisinage des orifices des trompes. Limpide, il se composera de deux vésicules dont l'externe offrira les premiers et très-faibles vestiges des villosités; la vésicule interne sera plus ou moins accolée à l'externe et s'en séparera dans l'eau. Cette membrane, examinée au microscope, montrera clairement une structure celluleuse, au moins quant aux noyaux, et l'on devra remarquer sur un point quelconque, soit une tache blanchâtre, soit une *area germinativa*, arrondie, ovale ou pyriforme. La vésicule intérieure sera très-délicate, et quand elle aura acquis un plus grand diamètre, on y reconnaîtra deux couches intimement adhérentes l'une à l'autre à l'endroit de la tache embryonnaire. La grosseur de l'ovule pourra varier depuis un huitième de ligne jusqu'à quatre ou cinq lignes.

La période ovulaire de la vie fœtale est terminée, une autre commence, l'embryon va paraître.

Tout d'abord l'œuf ne change pas, il ne fait que s'accroître. Aussitôt qu'il a deux lignes, il perd la forme ronde qu'il avait jusqu'ici pour en prendre une elliptique et en même temps on remarque avec la loupe de petites élévations éparses irrégulièrement qui se développent sur la vésicule externe, commencement des villosités du chorion futur. L'œuf continue de croître jusqu'à ce qu'il commence à adhérer fortement à la matrice, s'enchâtonne dans la muqueuse sur laquelle s'appliquent les villosités choriales. Cependant la tache embryonnaire prend successivement la forme d'une poire, d'un biscuit ou d'une lyre, en même temps son aspect change, on voit se dessiner une gouttière aux bords nettement arrêtés et un peu dentelés (canal rachidien et tissu de la corde dorsale) : ces bords, à l'extrémité supérieure, s'écartent de manière à former plusieurs dilatations qui vont s'élargissant en avant (cellules cérébrales); à l'extrémité inférieure ils s'écartent également, mais de telle sorte, qu'ils produisent une figure lancéolée, après quoi ils s'effacent peu à peu. Dans le milieu, c'est-à-dire, dans la région où ils commencent à s'apposer l'un contre l'autre, on ne tarde pas à voir paraître, des deux côtés des bords clairs de la gouttière dans le linéament embryonnaire, plusieurs petites plaques obscures et carrées dont le nombre croît bientôt vers le haut et vers le bas, ce sont les premières traces des vertèbres.

Les rudiments de l'embryon qui touchent à la gouttière primitive prennent le nom de lames dorsales ; et la partie périphérique d'où proviennent les parois antérieures du corps reçoit celui de lames vertébrales ou viscérales.

L'embryon est âgé de 20 jours et a 2 lignes.

A aucune époque les développements ne marchent aussi vite, et, par conséquent, les phénomènes ne changent avec autant de rapidité que durant les premières vingt-quatre à quarante-huit heures, qui s'écoulent après que les premiers vestiges de l'embryon ont commencé à se montrer. A aucune époque non plus les tissus ne sont aussi délicats, aussi transitoires, aussi difficiles à étudier.

D'après tout ce qu'on sait, les opérations plastiques les plus importantes marchent, durant les premiers temps, avec plus de rapidité encore dans l'œuf humain que dans celui des autres mammifères.

Thomson, Wagner, Muller, Coste, Velpeau, ont décrit et figuré des œufs humains très-jeunes, dans lesquels l'embryon était déjà visible. Voici une fort belle observation de Wagner relative a un œuf âgé d'environ 25 jours.

« L'œuf sortit couvert de la caduque réfléchie ; il avait environ 7 lignes de diamètre et le chorion 5. Ce dernier était garni extérieurement de petites villosités creuses qui ne se plongeaient que superficiellement dans la caduque. A l'intérieur, on trouva l'embryon, long d'à peu près deux lignes, qui s'était déjà complétement séparé de la vésicule blastodermique. Le tube intestinal était déjà formé et communiquait par un court canal avec la vésicule blastodermique que nous appelons maintenant vésicule ombilicale. De l'extrémité inférieure de l'embryon sortait une vésicule, de forme oblongue, qui s'était fixée, par une base un peu plus large, à un point de l'étendue du chorion. C'était évidemment l'allantoïde. L'embryon lui-même était entouré par l'amnios, formant une enveloppe très-délicate, peu serrée contre lui, qui se continuait avec les limites de la cavité abdominale encore largement ouverte. »

Au vingt-cinquième jour, l'embryon a généralement 2 lignes 1/2, le côté ventral est presque clos, et le canal digestif ébauché ainsi que le cœur.

Presque aussitôt après le développement des rudiments des

parties centrales du système nerveux, le centre circulatoire se montre chez l'embryon sous la forme d'un cylindre oblong, qui se distingue par une accumulation plus condensée des matériaux plastiques. Le cœur et les troncs vasculaires ne sont pas creux d'abord, mais pleins. — Le cordon ombilical apparaît aussi dès la fin du premier mois avec ses vaisseaux sanguins. — Entre l'amnios et le chorion existe une masse albumineuse assez épaisse, qui doit disparaître. — Le placenta commence.

L'embryon a de 6 à 8 lignes.

Dix jours plus tard, le cartilage se montre, on voit les côtes sous forme de languettes cartilagineuses, — les rudiments de la peau se reconnaissent déjà quoique à peine ébauchés, — les corps des vertèbres sont visibles; Valentin a pu en voir, dit-on, à ce moment, mais c'était chez des embryons un peu plus âgés.

L'embryon a 40 jours et 14 lignes ou 0,03 centimètres à peu près, il pèse 1 gramme.

A la fin du deuxième mois, l'ossification commence sur quelques points; Sœmmering, Meckel, Bischoff, ont remarqué qu'elle ne devançait guère ce moment. — Au cœur se fait la séparation des ventricules et puis la cloison des oreillettes. — A la surface du corps, l'épiderme est visible sous forme de lamelle transparente, mince, mais solide et adhérente; subissant déjà une sorte de desquamation dont les débris se mêleront au vernis sébacé.

L'embryon a 0,05 centimètres environ.

Ici s'arrête pour nous la première période du développement embryonnaire, période bien distincte par certains caractères spéciaux : l'élément cellulaire n'est plus seul comme dans l'ovule; après les cellules embryonnaires les premiers tissus se montrent. Au sein des éléments embryo-plastiques, qui forment comme le fond, la trame et la gangue communes de tous les éléments nouveaux, apparaissent tour à tour les cellules de la corde dorsale, les fibres lamineuses fusiformes et étoilées, les cellules nerveuses d'où procèdent les tubes ou cylindres-axes, les éléments des systèmes vasculaires, carti'agineux et tégumentaires. Mais tous ces tissus, ces rudiments d'organes sont mous, comme gélatineux, et ils ne se condenseront que peu à peu et plus tard ; il est impossible d'y saisir aucune forme déterminée, aucune différence bien tranchée, pas de charpente solide, pas de squelette résistant. Si on tire de la matrice un embryon à cet âge, on voit tout son corps s'affaisser comme une masse de gelée. Ainsi, forme et structure très-simple, consistance molle et peu serrée des tissus, voilà les caractères saillants de cette première période.

Dans la deuxième période des changements importants dans le volume, les formes, les éléments histologiques vont se produire dans l'organisme soumis à notre étude.

Au bout de deux mois tout change dans la nutrition, la nature a fini de bâtir les moyens d'union entre le fœtus et la mère, l'enveloppement est achevé et a pris les formes qu'il gardera pendant le reste de la grossesse.

Le squelette ou la charpente solide se développe rapidement, c'est d'abord le cartilage qui apparaît : « Chez un embryon de 8 lignes, les arcs des vertèbres venaient d'être figurés par des parties membraneuses blanches ; il n'y avait encore aucune trace de cartilage au crâne, non plus qu'au sternum. Mais les bases cartilagineuses du tronc et de l'extrémité des membres existaient déjà : l'omoplate, la clavicule, et le bassin montraient une masse plus obscure, toutefois sans caractère cartilagineux. » Weber a trouvé, chez un embryon de 8 lignes et demie, les corps des vertèbres, les côtes, le sternum et la base du crâne, notamment à l'endroit du labyrinthe, à l'état de cartilage ; les os plats du crâne et les arcs des vertèbres étaient encore membraneux ; il ne s'était point encore non plus développé de cartilage pour l'omoplate, la clavicule, le bassin et les extrémités.

Puis l'ossification succède ; souvent cette succession est différente de celle qu'on a observée dans la formation des cartilages.

Les clavicules et les os longs sont les premiers à s'ossifier, ils le sont avant les corps des vertèbres et le sternum. Béclard établit la succession suivante qui cependant est sujette à varier : clavicule, mâchoire, bras, cuisse, avant-bras, jambes, côtes, vertèbres, crâne, rotule, os du carpe et os du tarse.

Dans le troisième mois, suivant Burdach, apparaissent aussi les muscles : ils sont alors gélatineux, mous, pâles, jaunes, transparents, minces, et on ne peut pas les distinguer de leurs tendons. Au quatrième et au cinquième mois ils sont plus fibreux, plus rougeâtres ; les tendons sont un peu plus solides et blan-

châtres. « L'examen de plusieurs embryons humains du troisième et du quatrième mois a fourni à Valentin la série suivante,
eu égard au développement des principaux muscles : 1° les deux
couches profondes des muscles dorsaux; 2° le long du cou, le
grand et le petit droit antérieur de la tête; 3° le droit et le trans-
verse du bas-ventre; 4° les muscles des extrémités, les deux
couches supérieures de ceux du dos, l'oblique ascendant et
l'oblique descendant; 5° les muscles de la face, dont l'origine
date en partie de la même époque que celle des précédents. —
Tous ces muscles se présentent d'abord à l'état d'un blastème
gélatineux et translucide, ils ont pour centre de génération des
noyaux embryo-plastiques d'où naissent des fibres rapidement
entourées d'un myolemme.

En même temps, la surface tégumentaire se condense et se
perfectionne : la matrice unguéale se montre, le germe des poils
est visible au front et aux sourcils; les papilles sont évidentes
au quatrième mois, les vésicules adipeuses, les glandes sébacées
également. — Au cinquième mois les ongles ont leurs caractères
distinctifs de l'épiderme, les glandes sudorales se reconnaissent.

Bientôt apparition des papilles dentaires dans le sillon du
maxillaire inférieur. Puis noyaux osseux dans l'ischion, le cal-
canéum, les osselets de l'ouïe et le cornet inférieur.

Le système nerveux ne reste pas en arrière : on sait que, déjà,
au moment où l'embryon fléchit son extrémité céphalique en
avant et s'incurve en nacelle, les hémisphères cérébraux sont
visibles, ce ne sont que deux lamelles jusqu'au quatrième mois, mais
alors on y voit les premières traces des circonvolutions, celles de
la commissure antérieure, de la scissure de Sylvius, etc. Aux cellules primitives succèdent des cylindres axes, suivant Tiedemann.
La moelle dès la fin du troisième mois offre déjà un renflement
dans les régions qui correspondent à la sortie des nerfs brachiaux
et cruraux.

Au 3ᵉ mois, l'embryon a de 5 à 10 cent. et pèse de 25 à 50 gr.
 — 4ᵉ —   —   — 10 à 15 —   —   50 à 150 —
 — 5ᵉ —   —   — 15 à 20 —   —   200 à 250 —

Nous arrêtons à la fin du cinquième mois cette deuxième période qui se caractérise par la formation d'une charpente solide

dans l'organisme, l'apparition de tissus et systèmes nouveaux, musculaires, fibreux, élastiques, adipeux (en vésicules isolées sous la peau), tissus qui dans cet âge n'ont encore ni la résistance, ni le volume, ni la constitution définitive qui leur est réservée et qui par suite offrent une certaine prise à l'action des agents extérieurs. Placenta proportionnellement beaucoup plus volumineux que le fœtus.

Dans la troisième période, qui comprend les quatre derniers mois, le fœtus tend rapidement vers son entier et parfait développement; il y a prédominance de la masse de l'embryon sur celle de l'œuf. Le squelette osseux se consolide, grossit et s'achève; les muscles deviennent plus nombreux, plus fermes, plus résistants; la peau perd sa transparence, l'épiderme s'y montre bien distinct, la coloration en est blanche et rose ; bientôt elle se couvre d'un enduit sébacé et protecteur, les ongles s'accusent davantage. En même temps, tous les organes se préparent à l'accomplissement des grandes fonctions de la vie, les viscères prennent un accroissement d'autant plus rapide que le terme de la grossesse approche. La taille et le poids du fœtus augmentent.

Du 5e au 6e mois, il a de 25 à 30 cent. et pèse de 250' à 400
— 6e au 7e —   —   30 à 35   —   500 à 1000
— 7e au 8e —   —   35 à 40   —   1000 à 1500
— 8e au 9e —   —   40 à 45   —   1500 à 2500
A terme.   50   »   —   3000

Nous venons de suivre le fœtus dans les diverses phases de son développement; pour être complet il nous reste à ajouter quelques mots sur les changements qui se passent simultanément autour de lui, dans son enveloppe.

L'œuf, pendant les premiers mois, l'emporte par sa masse sur l'embryon lui-même, le placenta est d'abord large, volumineux, pesant, tout à fait en disproportion avec le fœtus; puis, dans les derniers mois son accroissement se ralentit, tandis que celui de l'enfant progresse, de telle façon que le placenta finit par ne plus représenter en poids que le huitième environ du fœtus.

Pour protéger un corps aussi faible que l'embryon, pour faciliter son libre développement, la nature l'a entouré du liquide amniotique. Les propriétés de ce liquide paraissent varier beaucoup suivant les époques. Chez les jeunes embryons, il est toujours limpide et hyalin; plus tard il devient un peu jaunâtre ou blanchâtre et moins transparent. Il a une saveur légèrement salée.

Selon Vogt qui en a fait l'analyse, les eaux de l'amnios d'un fœtus de trois à quatre mois sont beaucoup plus concentrées que celles d'un fœtus de six mois; les premières, claires et transparentes, se coagulaient par l'ébullition en gros et épais flocons, les secondes se prenaient seulement en une liqueur mucilagineuse semblable à une émulsion. Voici les résultats de cette analyse.

	Fœtus de 3 mois 1/2.	Fœtus de 6 mois.
Eau..	979,45	990,20
Extrait alcooliq. composé d'une substance animale indéterminée et de lactate sodiq.	3,69	0,34
Chlor. sodiq.	5,95	2,40
Albumine déterminée comme résidu. . . .	10,77	6,67
Sulfate et phosphate de chaux.	0,14	0,30
	1000,00	1000,00

La matrice elle aussi se métamorphose complétement pour pouvoir conserver l'œuf et elle acquiert non-seulement de nouvelles conditions eu égard à sa masse, à sa situation, à ses limites, mais encore de nouvelles forces. Son tissu s'hypertrophie en même temps qu'il se distend, un surcroît d'activité vitale s'y révèle et s'y maintient, sa puissance contractile augmente, la vascularisation y prend une étendue considérable, sa sensibilité même se modifie. Le développement de la matrice et celui de l'œuf marchent d'un pas égal et se correspondent l'un à l'autre d'une manière exacte; tant que dure la grossesse l'accord est parfait entre l'organe gestateur et le produit de la conception, l'un nourrissant et abritant, l'autre absorbant et consommant, ils sont ensemble comme les parties d'un même tout, il y a tolérance complète du côté de la mère. Mais quand le terme de la gestation est arrivé, alors se montrent des phénomènes en sens inverse, une tendance à l'indépendance réciproque; le désaccord commence : l'organisme maternel se conduit alors vis-à-vis du fœtus comme vis-à-vis d'un corps étranger dont la présence l'irrite et provoque des mouvements d'expulsion; le fœtus apte à vivre de sa vie propre et à respirer l'air atmosphérique tend de son côté à se

séparer du corps de la mère. L'effet de cette harmonie proexis-
tante entre les deux types est le commencement du travail qui se
termine par l'accouchement.

III. — Causes de la mort du fœtus.

Mais des causes morbides nombreuses peuvent venir troubler
et suspendre ce développement normal que nous venons d'esquis-
ser; cet arrêt, c'est la mort du fœtus. Il serait utile assurément
d'être en mesure de tracer un tableau complet de ces causes, mais
la chose est impossible, et nul n'ignore que, dans un grand
nombre de cas, elles échappent aux recherches les mieux
dirigées et les plus persévérantes. Néanmoins, comme cette connaissance, si incomplète qu'elle soit, peut nous rendre quelques
services pour la détermination approximative du temps et l'at-
tribution exacte des lésions, nous en dirons rapidement quelques
mots.

Les causes de mort pour le fœtus peuvent se ranger sous ces
trois grands chefs :

1° Maladies de la mère;

2° Maladies des annexes ;

3° Maladies de l'embryon.

Les maladies de la mère sont une des sources les plus fréquentes
de celles de l'enfant, car la plupart d'entre elles sont transmissibles
de la première au second, et forment la longue série des maladies héréditaires, comme tubercules, syphilis, etc. Avec elles,
beaucoup de maladies aiguës et chroniques, les affections de
l'utérus en particulier, les hémorrhagies; l'emploi de certains
médicaments et moyens abortifs; en outre, le grand chapitre des
causes morales, les émotions violentes, peines, plaisirs, frayeurs;
les excès de tout genre, enfin les efforts, les chutes, les coups;
voilà du côté maternel un résumé des influences funestes qui
peuvent agir fatalement sur la vie du fœtus.

L'embryon est uni à ses annexes (membranes, cordon, placenta)
par des connexions et des rapports aussi intimes que possible;
cependant, on ne doit pas l'oublier, le premier est souvent affecté
indépendamment des annexes; de même que celles-ci sont, dans
certains cas, le siége d'altérations qui n'ont aucune influence
sensible sur le santé et le développement du fœtus. Ollivier (d'An-

gers) a cité un exemple d'inflammation des membranes de l'œuf qui n'a exercé aucune action fâcheuse sur l'enfant. Dans la plupart des cas pourtant le rapport pathologique existe : on a des exemples de cordons avec ulcérations (La Motte), avec hydatides (Ruysch), mais en général, c'est encore un sujet peu connu. Pour les membranes, on sait que le chorion et l'amnios peuvent être pris d'inflammation; il y a une hydropisie de l'amnios, et même des cas dans lequel le liquide amniotique altéré a pu entraîner soit la mort du fœtus, soit de graves lésions. Naegele cite un cas dans lequel ce liquide semblait avoir acquis une qualité corrosive et avait déterminé une sorte de macération de l'épiderme. Les maladies du placenta ont été mieux étudiées et sont d'ailleurs plus fréquentes : Cruveilhier parle de l'inflammation, de l'atrophie, de l'hypertrophie, de l'apoplexie, des kystes hydatiformes, de l'ossification et de la pétrification de cette annexe.

Pour ces deux dernières altérations, elles se réduisent soit à la formation d'une couche calcaire autour du placenta, soit encore à la formation d'aiguilles osseuses qui le traversent en tous sens; la pétrification a toujours son siége dans les capillaires, de là un arrêt forcé de la circulation et de l'apport des matériaux nutritifs au fœtus, aussi celui-ci s'atrophie, succombe rapidement et se dessèche; il y a là un processus tout à fait analogue à celui qui succède à l'oblitération artérielle dans les cas de gangrène sénile ou spontanée. On ne doit pas omettre les dégénérescences de diverses sortes, fibreuse, graisseuse, et autres qui peuvent affecter le délivre et entraîner la mort du fœtus.

Une des maladies les plus curieuses du placenta est celle qui amène sa transformation en *môle vésiculaire* (1); cette dégénéres-

(1) Pour nous la *môle* est toujours un produit de conception plus ou moins dégénéré qui a pris naissance et s'est développé dans l'utérus. Nous n'appliquons pas cette dénomination aux caillots menstruels retenus dans la même cavité, aux concrétions fibrineuses, aux polypes fibreux, muqueux, folliculeux qui peuvent s'y rencontrer. Nous la réservons : 1° à la *môle vésiculaire*, *hydatique*, *en grappe*, embryonnée ou non ; 2° à ces masses informes composées d'os, de muscles et d'autres tissus sans membres, sans figure reconnaissable, *môle tératologique*, *acéphales*; 3° enfin, si l'on veut, quoique cette extension soit inutile, sinon équivoque, à ces hypertrophies du placenta appelées fréquemment *môles charnues*, *faux germes*.

cence, surtout quand elle est complète, tue invariablement le fœtus, et alors il se dissout entièrement, s'il est à la première période de son développement, ou bien, on le retrouve flétri, émacié dans une petite poche, comme Portal, Gregorini, Lanzoni, Mme Boivin en ont rapporté des observations curieuses. Dans certaines circonstances néanmoins, le fœtus échappe à la mort, ce fut le cas de Béclard. On a remarqué que, pour cette altération, comme pour beaucoup d'autres faits pathologiques relatifs à la grossesse, il y avait une prédisposition chez certaines femmes, une habitude morbide qui amène deux, trois, quatre, cinq fois le renouvellement de la même affection, nous-même en avons vu deux cas intéressants.

Ce qu'on a appellé *môle charnue*, qui n'est rien autre chose que l'hypertrophie du placenta, produit à peu près fatalement le même résultat que la môle vésiculaire, c'est-à-dire la mort du fœtus; il se produit là un défaut d'équilibre dans la répartition des sucs nourriciers, le placenta en absorbant la presque totalité, tandis que l'embryon languit, s'étiole et meurt par défaut de nutrition.

Si bien garanti que semble être le fœtus de l'atteinte des causes morbides, échappant à l'action des agents extérieurs, aux agitations des passions, aux fatigues physiques des organes, il subit cependant les effets d'influences pathologiques nombreuses. Le plus souvent, les maladies lui viennent de sa mère, soit par mauvais état de l'appareil génital, soit par suite d'une constitution générale mauvaise ou altérée; mais il peut aussi être affecté de maux que la mère ne paraît pas partager, attendu que, dans des cas où l'on a trouvé des altérations manifestes sur l'enfant, la mère n'avait pas cessé de se bien porter et n'en présentait aucun symptôme. On a pu entrevoir précédemment quelles conséquences les lésions des annexes entraînaient pour le fœtus, il nous reste à indiquer succinctement les affections qu'on a observées jusqu'ici sur lui avant sa naissance, nous serons nécessairement bref pour ne pas faire double emploi avec le premier chapitre de la 2e partie.

1° Affections externes : luxations, fractures, hernies, plaies, amputations spontanées, vices de conformations, cicatrices, etc.
2° Affections internes : épanchements séreux, hydrorachis, hydrocéphale, hydrothorax, ascite; épanchements purulents et

sanguins des mêmes cavités. (Nous avons été témoin cette année même d'un épanchement sanguin dans le péritoine d'un nouveau-né qui succomba rapidement.) — Maladies de la peau; — lésions nerveuses, convulsions; — lésions de la circulation, concrétions diverses; — lésions de nutrition, faiblesse, pléthore; — fièvres, affections syphilitiques, phlegmasies, etc., etc.

IV. — SIGNES DE LA MORT DU FŒTUS.

Quand, par l'effet de l'une ou l'autre de ces influences pathologiques, la vie fœtale s'est arrêtée, des phénomènes nouveaux et significatifs révèlent à l'observateur le changement qui s'est accompli. Ces phénomènes ont pour nous une très-grande importance, puisque par eux nous pouvons déterminer la date de la mort et des altérations qui vont s'ensuivre. Or, cette date, au point de vue où nous nous sommes placé, a une telle valeur qu'elle ne peut échapper à personne. Malheureusement, les signes qui la font connaître sont bien peu nombreux et bien peu certains.

Les anciens chirurgiens-accoucheurs que rien n'embarrassait, en vantaient beaucoup qui nous paraissent aujourd'hui assez singuliers; on verra d'après les suivants, s'ils constituaient des moyens assurés de reconnaître la mort du fœtus.

E. Blancard et Paul Barbette indiquent celui-ci : on prend un morceau de pain blanc, qu'on trempe dans du vin de Malvoisie, puis on l'applique sur l'ombilic de la femme : si le fœtus vit encore, ragaillardi par ce tonique, il le témoigne bientôt par la vivacité de ses mouvements.

Fr. Jœlis et Th. Bartholin en ont donné un autre : la femme plonge ses mains dans l'eau chaude, les y laisse un instant, cela suffit pour faire mouvoir le fœtus.— Ou bien, l'accoucheur place sur le ventre de la mère sa main humide et glacée, même résultat. — Ou bien, on prend un noble à la rose ou quelque autre pièce d'or, on la chauffe, et on la jette se refroidir dans du vin que la femme avale à l'instant, effet immanquable.

Louise Bourgeois en employait un fort répandu à Paris de son temps : « J'accouchay, dit-elle, une dame, il y a environ six ans, laquelle fut un mois entier sans sentir bouger son enfant. Les médecins et moy, fismes tous les remèdes qui se peuvent faire pour voir si l'enfant pourroit remuer : mais ce fut en vain (en appliquant une trenche d'une roüelle de veau lardée de clous de girofle, poudrée de muscade, arrousée de malvoisie, puis rostie sur le gril, et appliquée dans un linge sur le ventre), il ne se sentit qu'une chose qui se haussoit qui estoit le corps de la matrice, laquelle estoit si refroidie de contenir cet enfant mort, que sentant la chaleur qui là consoloit, elle s'en approcha... » (Livre ɪ, page 196.)

Un commentateur, qui cite ces petits moyens, ne les trouve pas toujours suffisants et certains, l'appréciation est trop modérée et trop vraie pour qu'on la conteste, aussi chercherons-nous immédiatement s'il n'en existe point d'autres plus rationnels.

Nous laisserons de côté les signes qui se révèlent seulement au moment du travail et de l'accouchement; ils arrivent trop tard pour servir à nos recherches; ainsi l'écoulement d'eaux troubles, louches, sanguinolentes; l'issue du méconium; l'absence de pulsations au cordon; la sensation de parties fœtales ramollies, excoriées, infiltrées, d'os chevauchant les uns sur les autres, etc., etc. — Nous allons examiner ceux qui sont supposés être des manifestations immédiates de la mort antérieurement.

Du côté de la mère, un assez grand nombre se trouvent cités dans les ouvrages, sans qu'ils aient cependant aucune valeur particulière; Mauriceau en a donné le tableau dans un long paragraphe qu'on peut lire dans son ouvrage, les voici avec quelques additions tirées d'autres auteurs.

Aussitôt que le fœtus a succombé, on observe chez la mère :

1° Perte d'appétit, dégoût pour les aliments, disposition générale mauvaise;

2° Couleur plombée, terreuse de la face, décoloration des lèvres.

3° Regard abattu, œil terne, morne, enfoncé.

4° Des nausées, vomissements, défaillances et syncopes, même des convulsions.

5° La bouche mauvaise, fétidité extrême de l'haleine.

6° Une horreur fébrile, un frisson sans cause connue, surtout le soir.

7° Le ventre froid, sentiment de faiblesse dans l'abdomen.

8° Les parties externes livides et froides :

9° Écoulement fétide par le vagin, *humidités cadavéreuses*.

10° Pesanteur vers l'anus et la vulve, ténesme, incontinence d'urine.

11° Douleur de tête, d'estomac, des reins, autour de l'ombilic.

Telle est la première catégorie des signes relevés par les auteurs, tout ce qu'on peut en dire, c'est que, s'ils ont quelque valeur, elle est bien petite, car on ne saurait en vérité reconnaître là des conséquences de la mort du fœtus ; on a pu les observer, nous n'en doutons pas ; mais on a été trop loin en supposant une relation fort douteuse, alors qu'il n'y avait que simple coïncidence. Au reste, nous avons cherché à les contrôler, deux fois nous avons trouvé la fétidité de l'haleine, une fois des vomissements quotidiens depuis l'accident jusqu'à l'avortement, et les autres phénomènes peu ou point accusés.

Mais il y a une deuxième catégorie de signes tirés de la mère.

1° A la suite de l'action d'une cause violente, chute, coup, effort, ou d'une vive émotion, une douleur véhémente aux reins, à l'abdomen.

2° Une perte utérine plus ou moins abondante.

3° Sensation d'un poids incommode qui ballotte dans l'abdomen, *le ventre se tournant comme une grosse masse, tombant comme une boule toujours du côté que la femme se couche ;*

4° Abaissement du ventre, arrêt dans son accroissement, apparence même de diminution :

5° Gonflement des seins, montée du lait, abaissement et flaccidité des mamelles, picotements, tension douloureuse.

L'importance de ces signes n'est nullement comparable à celle des précédents et on comprend quelle forte présomption ils peuvent faire naître à l'occasion dans l'esprit, surtout s'ils se présentent réunis.

On trouvera le premier fréquemment mentionné dans nos observations, le deuxième est si souvent le principal indice de la fausse couche, qu'il serait superflu d'en apporter d'autres exemples.

Le troisième était connu des vieux accoucheurs et nous n'avons cru pouvoir mieux faire que de citer les propres expressions de Louise Bourgeois et de Mauriceau. Le quatrième est si conforme aux lois physiologiques qu'il suffit de l'indiquer.

Quant aux phénomènes du côté des mamelles, ils sont loin d'être constants, on ne doit pas l'oublier, mais, « chez certaines femmes ces manifestations vers les seins sont les premiers symptômes d'une fausse couche, déterminée par la mort du fœtus; et, à ce propos, M. Blot nous citait l'exemple de la femme d'un sergent de ville qui en était à sa dixième fausse couche, et qui avait été avertie chaque fois de la mort de son enfant et de l'imminence de l'avortement par ce gonflement des seins et cette sécrétion lactée plus abondante sans fièvre » (1).

Nos observations fournissent des exemples multipliés de ce fait que l'on a interprété de différentes manières. Voici l'explication que M. Dubois en donnait : au point de vue de l'organisme, la fonction est terminée par la mort du fœtus, la grossesse a atteint son terme, sauf que l'expulsion n'est pas immédiate. La séparation physiologique est accomplie entre l'enfant et la mère, de là, chez celle-ci, la conséquence ordinaire de cet état, savoir : la montée du lait, le gonflement des seins, et plus tard leur affaissement. — Cette sécrétion peut cependant n'avoir pas lieu bien que la cause existe, de même qu'elle peut se renouveler alors que l'utérus se débarrasse du produit de conception.

Les signes de la troisième catégorie sont tirés de l'enfant :

1° Cessation des mouvements actifs constatés par la mère;

2° Arrêt des battements du cœur constaté par le médecin.

Le premier est sujet à caution comme tous les indices fournis par les sensations de la femme, aussi ne doit-on lui accorder qu'une valeur fort restreinte. Quant au second, c'est de tous les signes le plus important, le plus certain : s'il est reconnu, après plusieurs explorations, que le cœur a cessé de fonctionner, le doute n'est plus possible, et la mort du fœtus est assurée.

Tels sont les principaux moyens que nous avons, sinon de reconnaître, au moins de soupçonner la mort du fœtus. Dans certains cas, par suite de circonstances particulières, d'autres échappées sont possibles à l'accoucheur. Il a des signes commémoratifs, le dire de la malade dont il sait peser la valeur; il a, d'autres fois, l'existence d'un type périodique, l'habitude morbide d'une femme qui avorte toujours à la même époque de la grossesse (ainsi

____

(1) *Des Accidents fébriles qui surviennent chez les nouvelles accouchées*, par Charpentier. Paris, 1863. In-4.

H. Mayer parle d'une femme qui plusieurs fois accoucha au dixième mois de fœtus morts dès le quatrième; nous citerons des fausses couches d'hydatides périodiques). Et plus tard, quand l'accouchement aura eu lieu, il appréciera d'après le développement général du fœtus à quelle époque il a dû s'arrêter, et dans d'autres cas plus nets encore, dans les cas de grossesse gémellaire, il aura un élément de plus, dans la comparaison de l'enfant à terme et de l'avorton, pour déterminer l'écart de temps qui les sépare.

C'est en nous guidant sur les signes passés en revue dans ce chapitre que nous avons essayé de préciser la date des altérations que nous nous proposons d'étudier dans ce mémoire.

V. — Conséquences de la mort du fœtus. stéatose.

Arrêté brusquement dans son développement normal par l'effet d'une cause morbide quelconque, le fœtus a succombé, mais il n'a point été expulsé du sein maternel, soit que la terminaison vitale ait eu lieu sans secousse, soit qu'à l'orage momentanément soulevé le calme ait succédé : il reste dans la cavité où il a pris naissance pour un temps plus ou moins long. Que va-t-il devenir ? Quels changements vont s'opérer dans ces organes et dans ce milieu que nous connaissons ?

De prime abord, et avant plus ample informé, l'idée de la putréfaction se présente à l'esprit, la putréfaction toujours et pour tous. Mais cette uniforme simplicité ne se retrouve pas à l'observation et une connaissance plus approfondie des faits et de la question conduit bientôt à d'autres conclusions.

La nature des altérations est variée, leur développement influencé par une multitude de causes, les modes de terminaison différents suivant les conditions personnelles; la diversité en un mot se montre de tous côtés. Et cependant, sous des manifestations extérieures en apparence si dissemblables, sous la multiplicité des altérations, un caractère se reconnaît qui leur est commun à toutes; que le travail de désorganisation ralentisse ou précipite sa marche, qu'il s'accuse par des formes changeantes ou constantes, il y aura un résultat produit toujours le même, c'est à savoir, la dégénérescence graisseuse des éléments organiques ou la stéatose. Le fœtus pourra se liquéfier et se dissoudre, se dessécher et se momifier, macérer et se désorganiser lentement, se putréfier même dans le sens propre du mot, il pourra séjourner des mois, des années au sein de l'organisme maternel, mais en subissant l'une ou l'autre de ces modifications, ses organes éprouveront, au moins partiellement, la transformation graisseuse. Faut-il voir dans cette lésion passive un stade nécessaire dans le retour de la matière organisée au règne inorganique, ou ne serait-ce qu'un résultat dû à l'influence seule du milieu exceptionnel dans lequel se trouve le fœtus? C'est une question qui exigerait des développements trop étendus pour trouver place ici et que nous devions simplement proposer.

Quoi qu'il en soit, la stéatose apparaît dans le fœtus à toutes les phases de sa marche régressive : des observations répétées nous l'ont montrée de la manière la plus évidente, d'ailleurs l'analogie devait le faire prévoir, et l'expérimentation directe vient le confirmer.

L'analogie, disons-nous, conduit à soupçonner à l'avance la stéatose chez le fœtus; en effet, s'il est un fait pathologique qu'il soit permis de rapprocher avec raison de celui que nous étudions, c'est le fait qui se produit à la suite des obstructions vasculaires dans l'économie et surtout dans le cerveau. La similitude des positions frappe tout d'abord l'esprit, et l'identité est complète sous beaucoup de rapports. Une oblitération d'une des artères cérébrales, par exemple, se fait tout à coup par une embolie; voyons ce qui se passe. La partie de l'encéphale qui est privée de l'apport du liquide sanguin se trouve dès ce moment séparée du concert commun de l'organisme, la vie s'arrête là où s'arrête la circulation, au delà de cette limite, c'est le domaine de la mort. Aussi les phénomènes régressifs y commencent immédiatement (1); la pulpe cérébrale s'affaisse sur elle-même, perd de sa consistance et présente même comme une demi-fluctuation, les circonvolutions sont déprimées et les anfractuosités moins marquées qu'à l'état normal; une teinte rosée produite par la filtration de la matière colorante des globules rouges à travers la paroi capillaire, un piqueté sanguin, une sorte de pointillé d'apoplexie

____

(1) Nous empruntons les principaux traits de ce tableau à l'excellente thèse de M. Lancereaux : *De la Thrombose et de l'Embolie cérébrales.* Paris, 1862.

capillaire, s'étendent dans les portions ramollies. Au microscope, on aperçoit seulement une dissociation des éléments nerveux, les cellules et les fibres sont les unes intactes, les autres rompues et déjà granuleuses; le sang est coagulé ou extravasé en fines gouttelettes, mais généralement on n'observe pas encore de corps granuleux bien nets; c'est cette altération qu'on a nommée ramollissement rosé, premier stade de la régression.

Puis succède le second degré, le ramollissement jaune : la substance cérébrale devient jaunâtre et pulpeuse; comparée pour la consistance, au caséum ou à une bouillie épaisse, elle présente une coloration jaune rosée, jaune blanchâtre; alors aussi on voit apparaître le long des parois des vaisseaux les corps granuleux de Gluge. A l'examen microscopique, les fibres et les cellules nerveuses sont brisées, granuleuses, en voie d'altération régressive et de métamorphose graisseuse.

Au troisième degré, ramollissement blanc : la substance cérébrale est devenue blanche, diffluente, lactescente, elle ressemble à du lait dans lequel nageraient quelques grumeaux blanchâtres, fibres et cellules nerveuses ont disparu, et à peine en retrouve-t-on quelques détritus méconnaissables; les capillaires et les corpuscules sanguins sont en grande partie métamorphosés, et alors nagent sous le champ du microscope des granulations nombreuses, la plupart graisseuses, d'abondants globules d'huile et des cellules granuleuses, analogues aux cellules de colostrum.

Le processus, tel qu'il vient d'être résumé pour le cerveau, est à peu près le même dans les divers viscères à la suite des infarctus; c'est-à-dire que les éléments propres de l'organe se déforment, se détruisent et deviennent granuleux; en même temps les vaisseaux et les éléments conjonctifs suivent la même évolution, mais résistent plus longtemps; le sang s'altère, les globules perdent leur matière colorante qu'on retrouve à l'état amorphe d'abord, puis cristallisé, enfin la métamorphose graisseuse vient terminer la scène.

Pour les caillots sanguins, la marche n'est pas différente; aussitôt que le sang s'est épanché dans les tissus, la partie liquide ou sérum ne tarde pas à être résorbée, mais la partie fibrineuse ne saurait l'être avant de s'être liquéfiée à son tour. Elle commence donc par se ramollir, les éléments se désagrégent, deviennent granuleux et finalement se convertissent en graisse, d'où une sorte d'émulsion qui peut pénétrer par les voies de l'absorption. Cette métamorphose des caillots est plus ou moins lente : Archibald Hall a observé un épanchement sanguin, converti en graisse au bout de 3 mois. Cette transformation régressive commence au centre du caillot et offre l'apparence de la suppuration, apparence qui a souvent trompé.

Tels sont les phénomènes que l'on observe dans les parties de l'organisme privées des moyens de nutrition et de réparation, soustraites à l'influence directe de l'air atmosphérique et atteintes d'une mort anticipée. Or, si l'on considère le fœtus dans la cavité utérine, au sein de l'économie maternelle vivante, soumis aux mêmes influences de voisinage, maintenu à la même température, isolé aussi de toute communication avec l'entourage vivant, n'est-il pas évident qu'il existe entre les deux situations la relation la plus étroite, sinon une identité complète ? Et, poursuivant les conséquences de ce rapprochement, vu l'analogie des conditions, ne doit-on pas s'attendre à rencontrer les mêmes altérations passant successivement par les mêmes stades ? Cet aperçu *à priori*, cette vue de l'esprit se réalise en effet dans les faits, et nous aurons plus loin à en fournir la démonstration la plus positive par les résultats d'observations nombreuses. Mais auparavant, jetons un coup d'œil sur les données qu'a fournies l'expérimentation directe et voyons si elles concordent avec les indications entrevues par l'analogie.

Il y a longtemps que l'on sait que les tissus animaux peuvent, pour la plupart, subir la régression graisseuse. La connaissance de cette métamorphose des matières animales appartient déjà aux hommes de science du xviie siècle qui en poursuivent les applications pratiques : Bacon affirme qu'on peut ainsi transformer toutes les chairs en graisse (*omnis caro plerumque in pinguem substantiam verti potest*). Plus tard, Georges Smith Gibbes publie dans les *Transactions philosophiques* (1794) son mémoire sur la conversion des muscles en une substance analogue à la graisse (1); il décrit les procédés qu'il faudrait suivre pour obtenir en grand le gras de cadavre. Brande ensuite met encore mieux en lumière

____

(1) *On the conversion of animal muscle into a substance much ressembling spermaceti.*

la réalité de ces modifications : il établit que la plupart des matières albuminoïdes ou protéiques, la fibrine, les muscles, se transforment en adipocire en présence des acides affaiblis, de l'alcool et de la bile. Le Dr Quain au bout de quelques mois acrive à métamorphoser en graisse un cœur d'enfant conservé dans de l'eau légèrement alcoolisée (eau 7, alcool 1).

D'autres expériences plus directement applicables à notre sujet ont été faites et ne sont pas moins concluantes; nous citerons le passage suivant de la thèse de M. Blachez qui les résume :
« Le Dr Michaëlis, de Prague, après avoir laissé pendant quelque temps des morceaux de viande dans la péritoine des chiens, retrouve ces morceaux complétement convertis en graisse.

« Les expériences de Wagner à ce sujet sont encore bien plus multipliées et bien plus concluantes. Il a placé des testicules, des cristallins, des morceaux d'intestins de grenouilles, des caillots sanguins, des muscles, des fragments d'albumine coagulée, dans la cavité abdominale d'animaux vivants. Au bout d'un certain temps ces corps étrangers provoquent un travail d'exsudation et s'enkystent. Plus tard ils se convertiront en graisse; dans ces cas on ne peut pas dire que la graisse contenue dans les organes est simplement mise en liberté. Il y a bien véritablement métamorphose, et ce qui le prouve, c'est que des organes qui pré·sentaient, à l'état normal, 3 p. 0/0. de graisse en offraient alors 15 et jusqu'à 40 p. 0/0. »

Des chimistes éminents, d'autre part, Ure, Lehmann, Wurtz, arrivent aux mêmes conclusions, la transformation des matières protéiques en graisse dans des conditions déterminées, soit au contact de certains liquides, soit sous l'influence de la chaleur et de l'air.

On voit donc combien l'expérimentation nous autorise à admettre la même dégénérescence pour le fœtus placé dans un milieu tout à fait semblable.

Il nous reste maintenant, pour compléter notre démonstration, à produire les résultats mêmes de l'observation sur le fœtus.

Or, quelle que soit la période du développement fœtal que l'on considère, quel que soit le laps de temps qui s'est écoulé depuis

____

(1) *La Stéatose*, par le Dr Blachez. Paris, 1866.

la mort (pourvu toutefois qu'il y ait au moins le délai de rigueur pour un travail régressif), la dégénérescence graisseuse est de toute évidence : on en constate les produits, tantôt liquides, tantôt solides, suivant les cas, dans les divers organes; on retrouverait même quelquefois, d'après certaines observations, ces produits transformés en gras de cadavre ou saponifiés, quand un séjour prolongé dans l'organisme maternel a permis cette modification ultime. On sait en effet que, dans des conditions déterminées, la stéatose peut être suivie d'une autre transformation, la production du gras de cadavre (souvent nommée adipocire) (1), sorte de savon formé par la combinaison des acides gras, margarique et oléique et l'ammoniaque fournie par la matière azotée. Orfila a reconnu que tout cadavre ou partie de cadavre où il y a de la graisse se change en gras dans l'eau stagnante d'un étang ou dans l'eau courante des bords d'une rivière; et voici comment il décrit cet état : les corps n'offrent plus que des masses irrégulières d'une matière molle, ductile, d'un gris blanc, qui se ramollit à la pression....; au milieu, on retrouve souvent des portions de muscles reconnaissables à leur tissu et à leur couleur. Tous les organes ou tissus mous peuvent se transformer en gras, sauf les os, les poils, les ongles. Voici, d'après Thouret, l'ordre dans lequel se fait cette métamorphose : la peau d'abord, puis les muscles, les viscères, le tissu fibreux.

Il est à regretter que, dans les observations, les détails soient insuffisants pour se prononcer sur l'existence ou la non-existence de cette saponification ; on la trouvera cependant nettement affirmée; pour nous, nous nous croyons obligé à plus de réserve.

A la première période de la vie fœtale la régression graisseuse s'accuse par la présence de ce liquide filant, épaissi, mi-laiteux dont parlent les observateurs, liquide dans lequel sont venus s'émulsionner des éléments organiques encore peu développés, et qui reprend presque sa limpidité si on le traite par les carbonates alcalins, l'éther et le sulfure de carbone, comme on en

(1) Fourcroy donnait à tort le nom d'*adipocire* à la cholestérine, à la cétine, au gras des cadavres ; ce dernier produit est un savon d'ammoniaque, de potasse et de chaux, combiné avec une grande quantité d'acide margarique et un peu d'acide oléique.

verra un cas plus loin (*Altérations de la première période*).

A la deuxième période, on peut encore retrouver cette liqueur grasse, lactescente, fluide, ou bien devenue plus concrète, avec consistance de cérat et de pommade, et réduite de quantité. D'autre part, dans le fœtus lui-même conservé à l'état de momie, la graisse se montre également dans les tissus racornis (l'obsertion page 52, semblerait néanmoins contraire à ce fait, mais il est juste de remarquer que le temps nécessaire à la transformation était insuffisant). Les deux cas suivants, avec ceux qui viendront plus tard, en sont la preuve :

Observation d'Anel sur une dame génoise, de la maison de Doria. Au troisième mois de sa grossesse l'enfant avait cessé de vivre, mais il était resté trois mois ensuite dans l'utérus avant d'être expulsé. Anel trouva ce fœtus gros comme une fève de haricot, non corrompu, la liqueur contenue entre les membranes et le placenta dans laquelle il flottait ressemblait fort à du lait.

L'observation de Du Verney citée plus loin, constate la présence d'une humeur onctueuse, mucilagineuse, enduisant les téguments desséchés et amincis du fœtus.

A la troisième période, quand le fœtus subit la macération, la stéatose envahit tous les organes, on la reconnaît manifestement dans les divers tissus, dans les viscères surtout, dans le cerveau, mais moins avancée dans les muscles. La lecture des observations rapportées plus loin, ne laissera aucun doute à cet égard : tous les autres exemples de macération autorisent les mêmes conclusions bien qu'il n'ait pas été possible de donner toujours tous les détails des autopsies.

Si la grossesse se prolonge au delà du terme normal, c'est alors surtout que la dégénérescence graisseuse peut se montrer avancée. C'est un fait si généralement accepté, qu'il nous suffira de rappeler quelques indications spéciales, renvoyant pour le reste aux observations de notre deuxième et troisième partie.

Note de M. BOUDET, *1840, sur un fœtus de 18 ans, obs. du* Dr THIVET, *publiée par* M. CRUVEILHIER.

La matière qui m'a été remise était d'une consistance butyreuse, d'un aspect grenu, d'un blanc jaunâtre, offrait les caractères physiques de la graisse humaine, et se composait, comme cette substance, d'une partie solide et d'un liquide huileux analogue à l'oléine.

La partie solide, dégagée de l'oléine par une pression graduée, entre deux feuilles de papier joseph, et traitée à plusieurs reprises par l'alcool bouillant, s'y est dissoute en faible portion.

La matière dissoute et celle qui ne buvait pas ont été saponifiées séparément, et leurs savons décomposés ont fourni l'un et l'autre une graisse acide, très-soluble dans l'alcool, cristallisable, fusible à 60°, et douée de toutes les propriétés qui appartiennent à l'acide margarique pur. D'ailleurs, les graisses neutres qui avaient fourni cet acide, bien que la petite quantité dont j'ai 'pu disposer ne m'eût pas permis de les débarrasser complétement de l'oléine, avaient une fusibilité très-rapprochée de celle que M. Pelouse et moi avons attribuée à la margarine. D'après ces caractères, elles ne peuvent pas être autre chose que ce principe immédiat lui-même.

L'ensemble du produit qui a été l'objet de mon examen doit être considéré comme un mélange d'oléine et de margarine tout a fait identique avec la graisse humaine.

Je dois faire observer cependant qu'il m'a paru renfermer en outre une petite quantité de cette matière grasse blanche que Vauquelin a le premier signalée dans le cerveau, et pour laquelle M. Couerbe a proposé le nom de cérébrote.

Dans la séance de l'Académie de médecine du 11 mars 1824, Béclard offrit, au nom de MM. Dubois et Bellivier, un fœtus qui était resté sept ans dans le sein de sa mère. Ce fœtus, du sexe féminin, était à terme ; il était contenu dans une poche placée à gauche de l'utérus ; il paraissait transformé en une matière adipocireuse, semblable au gras des cadavres. (*Archives*, série 1re, t. XXVIII.)

A propos d'une grossesse qui se prolongea quinze ans dans l'utérus, jusqu'en 1734, l'auteur de l'observation, Bonpar, a signalé d'une manière expresse l'existence d'un suc gras et jaune.

Dans les *Archives* (tome XVIII, page 213) il est dit que le fœtus trouvé par le Dr Métivié, à la Salpêtrière, chez une femme de 77 ans, offrait à l'intérieur du crâne une humeur gélatineuse, jaunâtre, sans organisation distincte ; dans les cavités du tronc un amas de matière grisâtre tirant sur le jaune, semblable à de l'adipocire.

Il serait sans intérêt d'examiner ici les causes diverses de la stéatose pathologique, car, pour le fœtus, la seule réelle, c'est l'arrêt de nutrition ; les organes ne reçoivent plus d'éléments réparateurs, les cellules sont frappées à mort. La structure du tissu va se détruire, la partie ne vivant plus subit l'influence des forces chimiques au point d'en arriver à une dissolution complète, elle subit la métamorphose régressive.

Le processus passif de cette métamorphose a été trop bien exposé par Virchow pour qu'il soit nécessaire d'y insister. Les stades varient avec les tissus en voie de régression, les uns offrant plus, les autres moins de résistance; les glandes et notamment le foie et les reins, le cerveau, les muscles, les vaisseaux, subissent surtout la dégénérescence avec le tissu cellulaire; pour les nerfs et les os, ils sont plus réfractaires ainsi que le tissu fibreux. Il y aurait à suivre le travail de conversion dans chacun de ces organes et à mettre en relief par voie de comparaison les résultats acquis pour le fœtus; les éléments de ce relevé comparatif sont dans nos observations, mais il n'est guère possible de les mettre en œuvre ici.

Quel que soit d'ailleurs le degré de son développement, la stéatose se manifeste en général sur le cadavre par des caractères non équivoques; à l'œil nu souvent, au microscope toujours, la reconnaissance est facile. La présence des granulations graisseuses ou des gouttes de graisse résistant à l'acide acétique, se dissolvant rapidement dans l'éther, voilà son caractère pathognomonique. Au début, ce que l'on observe, c'est l'apparition de granulations grises, fines, résistant à l'éther; elles ne sont que transitoires et dégénèrent rapidement en graisse, aussi les avons-nous rencontrées fréquemment mélangées avec un certain nombre de granulations graisseuses; plus tard la métamorphose est complète, les éléments caractéristiques des tissus ont tout à fait disparu, ils se sont fondus, perdus dans une masse uniforme, sans organisation et dont on ne reconnaît la nature primitive que par la place qu'elle occupe. Ce qu'il advient alors, nous le savons déjà, c'est ou bien une désorganisation complète de ces produits transformés, ou bien une saponification, ou bien encore un dessèchement progressif qui aboutit toujours à une destruction lente des parties molles.

Mais, chose remarquable et qui mérite d'attirer l'attention, c'est que pendant toute la durée de ce processus passif, pendant cette métamorphose d'une matière animale inerte, il n'y a aucun retentissement fâcheux en général sur l'économie maternelle; sauf la gêne toute mécanique causée par un corps plus ou moins volumineux, le travail intime de régression de l'organisme fœtal passe inaperçu. Et, autre particularité non moins saisissante, jamais la moindre odeur ne résulte non plus de ces phénomènes intimes de transformation. Tous les observateurs sont unanimes à ce sujet; à quelque époque que l'on prenne un fœtus, quelles que soient les altérations survenues postérieurement à la mort, on est frappé de l'absence de ces émanations nauséabondes, de cette insupportable fétidité qui semble l'accompagnement nécessaire de la décomposition cadavérique dans tous les autres milieux.

DEUXIÈME PARTIE

GROSSESSE UTÉRINE.

1° ALTERATIONS PATHOLOGIQUES OU ANTÉRIEURES A LA MORT.

Nous en avons terminé avec les généralités de notre sujet : on sait comment nous avons divisé l'ère de développement du fœtus dans le sein maternel; nous avons rappelé les phénomènes qui préparent, accompagnent et suivent sa mort; avec ces connaissances préliminaires, nous pouvons maintenant aborder l'étude des cas particuliers. Les données qui précèdent recevront ici leur application. Les trois périodes qui ont été marquées dans la vie fœtale vont se trouver en regard de trois genres d'altérations correspondantes; le degré de développement de l'enfant, les signes de sa mort, serviront à en préciser la date et à déterminer la valeur légale des altérations; enfin, la science des causes morbides, outre son utilité dans les mêmes circonstances, nous conduira à une appréciation plus exacte des lésions cadavériques.

Or, parmi ces lésions qui vont s'offrir à notre observation, les unes, nous l'avons déjà dit, sont antérieures à la mort et le produit de la maladie; les autres postérieures à la mort et le résultat seul de la marche du temps. Les premières ont été longuement étudiées déjà par les anatomo-pathologistes; elles sont bien connues pour la plupart et exigeraient de longs développements pour être convenablement traitées; elles sont d'ailleurs en dehors de notre cadre; il nous suffira d'en donner ici une simple indication sommaire.

C'est moins une description qu'une courte énumération que nous en présenterons, car notre but est simplement de rappeler à l'esprit du lecteur quelques-unes de ces lésions qui doivent toujours être soigneusement distinguées de celles postérieures à la mort, afin de ne pas altérer l'appréciation du processus et la justesse des conclusions.

La plupart de ces altérations échappent, pendant leur durée, à tous nos moyens d'investigation, nous pouvons quelquefois les soupçonner, presque jamais les affirmer, car la mort même du fœtus, dans beaucoup de cas, ne se révèle pas à nous par des signes certains. Ce n'est donc, en général, qu'après la sortie de l'enfant du sein maternel qu'il nous est possible de nous livrer à cette étude d'anatomie pathologique. Pendant longtemps, le cadre en a été assez restreint, on soupçonnait à peine que le fœtus pût être malade, mais de nos jours les observations se sont multipliées et graduellement le cercle des connaissances sous ce rapport s'est agrandi (1).

Le fœtus dans l'utérus est sujet à peu près aux mêmes maladies que celles qu'on voit se développer postérieurement à la naissance. Ainsi on a observé chez lui presque toutes les espèces d'altérations organiques décrites par les auteurs, il en est de même des différentes productions de tissus accidentels. On connaît également de nombreux exemples de phlegmasies semblables à celles qui affectent l'homme adulte. Les luxations, les fractures ne sont pas trop rares et s'expliquent assez bien aujourd'hui.

Du côté du système tégumentaire, on a noté des phlyctènes, même chez des enfants vivants (Cruveilhier), les pustules de la variole, les taches de la rougeole, des éruptions diverses, l'épiderme macéré (Nægele), l'épiderme enlevé (Albinus), des vésicules pemphigoïdes aboutissant à l'excoriation (Ledel), la peau d'un jaune verdâtre (Desormeaux, Kerkringius), le purpura hemorrhagica (Cruveilhier), l'ichthyose dont la clinique nous a offert un cas cette année.

L'induration du tissu cellulaire (Uzembezius); dans les membres des luxations, des fractures, des mutilations (Chaussier); des contusions, des plaies, suite de blessures reçues par la mère. Des anévrysmes; des épanchements séreux, anasarque, ascite, hydrothorax, hydrorachis, hydrocéphale; la coloration des séreuses en jaune doré ou kirronose de Lobstein.

Dans-la cavité abdominale, des hernies diverses, l'hydropisie

---

(1) Il serait injuste cependant de ne pas signaler les recherches des anciens pathologistes, et en particulier celles de Fabrice de Hilden, qui s'est beaucoup occupé des maladies du fœtus dans le sein maternel. — Voir aussi Ranchin, *De morbis ante partum.*

de l'épiploon gastro-colique chez un fœtus de 8 mois (Ollivier d'Angers), des calculs (Hoffmann), des entérites, des plaques ulcérées intestinales (Cruveilhier), des péritonites, des lésions du pancréas, de l'estomac.

Dans la cavité thoracique, les phlegmasies des poumons, pleurésie avec épanchement et fausses membranes; l'inflammation du thymus, les altérations organiques du cœur (Œhler); dans la cavité crânienne, l'atrophie du cerveau (Cruveilhier), l'apoplexie, et les maladies de la moelle.

Et puis les tubercules (Husson) (1), les tumeurs de la scrofule, les lésions si multiples et si variées de la syphilis dans tous les organes; la congestion de la rate dans les fièvres intermittentes.

On connaît l'observation du Dr de la Barre, de Lille, concernant une femme affectée d'une fièvre quarte : elle mit au monde une fille atteinte de la même fièvre, au même type, chez laquelle on trouva une rate énorme, pesant plusieurs livres.

Nous pourrions y joindre les tumeurs de diverse nature : tumeurs fibro-plastiques (clinique de M. Depaul, 1867), à myéloplaxes (clinique de M. Depaul), d'autres supposées même cancéreuses et encéphaloïdes, etc., etc. (2).

Il est superflu de prolonger plus loin cette énumération qu

___

(1) Peut-être a-t-on été trop loin en affirmant le tubercule en voie de suppuration : avant les belles recherches de M. Depaul sur les gommes syphilitiques du poumon, on a dû souvent les prendre pour des tubercules ramollis.

(2) Nous réunissons ici quelques faits moins communs, ayant trait au même sujet :

— Louise Bourgeois, parlant du premier accouchement qu'elle fit (la femme d'un crocheteur), dit que l'enfant estoit roüy par tout le corps d'autant qu'il y avait avec luy un demy seau d'eau.

Plus loin elle cite un autre cas :

— Je vey une fille hydropique depuis la teste jusques aux cuisses si dure, qu'il ne se peut rien voir de si dur, et jusques aux lèvres ; il sembloit que l'on touchast du bois ; elle avoit le ventre gros et tendu comme un balon, noir extrêmement. (Bourgeois.)

— On trouve dans le *Journal de médecine*, mai 1759, une observation de Fumée concernant une femme grosse de deux jumeaux qui fut attaquée de la petite vérole : l'un des deux enfants vint au monde en très-bonne santé ; l'autre était mort et gravé de la variole.

— Unger, Ebel et Jenner ont vu des avortements dans lesquels l'em-

serait sans utilité, son seul objet devant être de rendre présentes
à la mémoire les altérations pathologiques que peut offrir le fœtus
et qui, par leur nature, leur forme, leur siége, seraient capables
de jeter quelque hésitation dans l'esprit de l'observateur.

II. — ALTÉRATIONS DANS LA PREMIÈRE PÉRIODE DE LA VIE FOETALE ; DISSOLUTION.

Si l'on se rappelle bien ce qui a été dit du développement de
l'œuf humain pendant les deux premiers mois qui suivent la
conception ; si l'on a présent à la pensée son volume, sa consistance, sa constitution histologique, la composition du liquide
ambiant, l'observation du phénomène qui se produit dans cet
organisme à l'état rudimentaire n'étonnera aucunement et sem-
blera même prévu. Les éléments qui le forment sont incapables
de résister aux causes de destruction qui les atteignent ; leur co-
hésion est faible encore, aussi la désagrégation est rapide ; une
fois séparés et isolés, sous l'action des mêmes causes, ils se dissol-

bryon vint au monde atteint d'une petite-vérole en pleine suppuration.

— Une femme, affectée de fièvre tierce opiniâtre pendant sa grossesse, mit au monde un enfant affecté de la même maladie, avec une
grosse rate. (Asklœpicion, p. 195.)

— La roideur spasmodique des embryons morts pendant de violentes convulsions de leur mère a été signalée par Wienholt.

— Otto rapporte un cas dans lequel, chez un fœtus de 5 mois, dont
la mère avait été empoisonnée par l'acide sulfurique, la peau tout
entière était parcheminée et d'un rouge-brun, sans qu'aucun autre organe offrît d'altération.

— En d'autres circonstances, on dit avoir trouvé chez des femmes
atteintes de fièvres le liquide amniotique tellement âcre, qu'il avait
fait naître des ampoules sur la peau de l'embryon et en avait détruit
l'épiderme.

— Jœrg a reconnu que, quand l'avortement a lieu par suite d'une
vive affection morale, la crainte et la frayeur surtout, circonstance
dans laquelle la mort de l'embryon a vraisemblablement dépendu
de ce que le sang maternel s'était détourné de la matrice et du placenta utérin, l'embryon présente de fortes congestions dans les veines
du cerveau et une coloration en noir de la rate et du foie, comme chez
les asphyxiés ; un cœur rempli de sang outre mesure, des vaisseaux
gorgés de sang noir.

vent, fondent et disparaissent, mais non sans laisser quelques traces visibles, au moins à une certaine époque. Nous ne suivons pas assurément les progrès de cette dissolution qui se fait dans des profondeurs impénétrables au regard, mais il nous est donné en certains cas d'en constater le résultat. Alors, nous avons sous les yeux, non plus le liquide amniotique, clair, transparent, limpide, citrin, mais une liqueur, tantôt simplement louche et troublée, tantôt franchement laiteuse, identique de tous points à une émulsion, suivant la quantité des éléments organiques dissous. Nous ne doutons pas, quant à nous, que la qualité nécessairement un peu variable du liquide amniotique ne soit pour beaucoup dans cette décomposition; nous avons cité des analyses chimiques suivant lesquelles ce liquide serait plus concentré à cette première période de la grossesse et aurait par conséquent une action plus forte sur l'embryon qui, lui, se trouve au contraire à son minimum de résistance. Quoiqu'il en soit de cette opinion qui ne saurait, dans la plupart des cas, acquérir la rigueur d'une démonstration, le fait de la dissolution embryonnaire en lui-même est constant et établi sur un bon nombre d'observations (1).

Mais si prompte que l'on suppose cette dissolution, encore faut-il un certain laps de temps pour son accomplissement. Si la mort de l'embryon est trop récente, si l'œuf est expulsé presque aussitôt, alors il est impossible de noter aucune altération sensible, rien de caractéristique : le produit de conception apparaît avec l'aspect normal, et le liquide ambiant avec sa limpidité ordinaire. Plusieurs fois nous avons pu en faire l'observation; d'abord à l'Hôtel-Dieu, dans le service de M. Horteloup, salle Sainte-Anne, dans un avortement à un mois et demi, et plus récemment à la Clinique, le 28 février 1867. M. le Dr Lechat avait apporté de la ville un œuf parfaitement intact expulsé par une femme de 48 ans. L'ouverture en fut faite par M. le professeur Depaul, il s'écoula une espèce de sérosité transparente comme de l'eau de roche, et l'embryon apparut avec la forme et le volume d'une

---

(1) On sait que la dégénérescence graisseuse marche très-rapidement dans certaines conditions; ainsi, dans l'empoisonnement par le phosphore, la stéatose apparaît en quelques jours. La dissolution et l'émulsionnement d'un embryon de 1 ou 2 mois ne sauraient donc soulever d'objections sérieuses, au moins sous ce rapport.

grosse lentille, d'une nuance blanchâtre et légèrement opaline.

Si, au contraire, le temps nécessaire pour la dissolution s'est écoulé avant l'expulsion, alors on observe cette émulsion plus ou moins blanchâtre signalée plus haut, cette apparence lactescente tout à fait anormale dans les conditions ordinaires de la vie embryonnaire. Il semblerait que ce phénomène n'ait pas échappé aux anciens accoucheurs. Mauriceau, qui nous a laissé plusieurs cas d'avortement à cette première période, note dans deux ou trois circonstances, comme remarque singulière, la présence d'une eau glaireuse dans les membranes (il est douteux qu'il entendît par là une liqueur mucilagineuse normale). Après lui, d'autres ont comparé ce liquide blanchâtre à ces vins blancs atteints de la *maladie de la graisse* qu'on dit *vins filants, vins huileux, vins tournés au gras.*

Bischoff, p. 147, dit qu'il a vu beaucoup d'œufs dans lesquels l'embryon et l'amnios s'étaient déjà formés, mais où l'embryon avait péri et s'était dissous.

Puzos en parle ainsi :

« La première espèce de faux germes représente une masse charnue, creuse dans son centre et contenant un peu d'eau sans apparence de fœtus. Pour qu'il puisse se former, il faut que ce qui était un vrai germe ait été détruit avant d'avoir acquis une figure déterminée. Ce changement doit nécessairement se faire depuis le moment de la conception jusqu'au quinzième ou vingtième jour, parce que, si le fœtus profite plus longtemps, s'il parvient à la longueur du plus petit des doigts, et que la nature ait pu sans être traversée lui donner une forme proportionnée au terme d'un mois, de six semaines au plus, on le trouve, aussi bien que les parties qui l'environnent, dans l'ordre où le tout doit être, c'est-à-dire, qu'il y a un placenta charnu, des membranes transparentes, qui renferment des eaux proportionnées au volume du fœtus » (1).

Martin de Lyon l'a observé plusieurs fois et s'en est expliqué dans ces termes (2) :

(1) Puzos, *Traité des accouchements.* Paris, 1759. In-4, p. 197-199.
(2) *Mémoires de médecine et de chirurgie.*

« L'embryon qui périt dans les premières semaines de sa formation, se dissout dans l'eau de l'amnios, à peu près comme le
cristallin se fond dans l'humeur aqueuse après l'opération de la
cataracte par abaissement ; de sorte que, lorsqu'on ouvre la cavité de la membrane amnios, on n'y trouve qu'un liquide blanchâtre, opaque, assez semblable à une dissolution de gomme, on
y cherche vainement les traces de l'embryon ; on pourrait même
douter qu'il ait existé, si l'on ne savait combien ses organes à
peine ébauchés se rapprochent de l'état fluide, et si l'on ne rencontrait quelquefois sur la surface interne de cette cavité, une
saillie indiquant le point d'insertion du cordon ombilical et des
vaisseaux qui vont, en rayonnant, se distribuer dans le tissu du
placenta.

« Il y a là une métamorphose qui substitue aux éléments histologiques une masse émulsive, un détritus graisseux ; peu importe
que l'altération soit subie par un corpuscule de tissu conjonctif
une fibre nerveuse ou musculaire, un vaisseau capillaire, le résultat est toujours le même : c'est un détritus laiteux, une accumulation amorphe de particules graisseuses dans un liquide plus ou
moins riche en albumine. »

Nous en avons eu aussi sous les yeux un exemple tout à fait
remarquable.

OBSERVATION Iʳᵉ. — Une jeune femme de 27 ans, Julie L....,
enceinte d'environ deux mois, se heurta violemment contre le
pied de son lit en s'occupant des soins de son ménage. Elle sentit
à l'instant même une vive douleur et comme une sensation de déchi-
rure dans le bas-ventre ; le soir elle perdit un peu d'eau roussâtre
et quelques gouttes de sang ; le lendemain et les jours suivants, il en
fut de même ; la perte n'augmenta pas sensiblement, mais ne s'arrêta
pas non plus ; le 16ᵉ jour l'avortement eut lieu, le produit expulsé était
presque de la grosseur du poing. A l'intérieur de l'œuf, au lieu d'une
sérosité transparente et citrine, il y avait un liquide louche, trouble,
blanchâtre, analogue au liquide qui remplit parfois les ventricules du
cerveau. Une petite partie, traitée par l'éther, reprit notablement sa
limpidité.

Nous connaissons peu d'observations pour lesquelles on ait
songé à cette contre-épreuve de l'addition de l'éther ou du sulfure de carbone pour vérifier la nature de la dissolution. Il ne

serait cependant pas sans intérêt de constater chaque fois, s'il y a lieu, la présence des éléments graisseux.

Obs. II. — Mme C....., dont les règles avaient été supprimées depuis trois mois, avait eu beaucoup de peines physiques à six semaines de grossesse, et avait éprouvé alors des douleurs qui lui firent croire qu'elle avorterait. Mais ce ne fut qu'un mois et demi après cette époque que le travail de l'avortement se déclara, et fut accompagné d'une perte de sang très-abondante. La matrice expulsa, au bout de quelques heures, un placenta de la grosseur d'un œuf de dinde, dont la cavité membraneuse contenait un fluide comme mucilagineux, dans lequel je ne trouvai aucune trace d'embryon (Martin).

Obs. III. — Mme de V....., sur la fin du premier mois de sa première grossesse, éprouva une vive frayeur qui fut incontinent suivie de douleurs rénales et d'une hémorrhagie utérine. Je lui pratiquai une petite saignée du bras, qui arrêta les accidents. Elle garda le repos du lit dans une position horizontale, et j'espérais que l'avortement n'aurait pas lieu, lorsque, le vingt-troisième jour, à dater de l'époque où cette dame avait été effrayée, la matrice chassa un placenta gros comme un œuf de poule et parfaitement intact. J'ouvris avec soin sa cavité membraneuse, que je trouvai remplie d'une sérosité roussâtre ; mais j'y cherchai vainement l'embryon. (Martin.)

Obs. IV. — Le 14 février 1867, entre à la Clinique, lit n° 13, Mathilde R...., âgée de 38 ans, giletière, d'une bonne constitution. Elle a eu déjà un garçon à terme. Depuis l'âge de quinze ans, elle est ordinairement bien réglée, quatre jours par mois. Sa grossesse paraît être arrivée à 2 mois 1/2, car elle a vu pour la dernière fois le 29 novembre. Le 13 février. dans la matinée, elle sentit les premières douleurs. Le 14, le col présentait encore une certaine longueur, rien ne s'engageait : toutefois il se dilatait. Bientôt on put sentir un petit corps du volume du pouce ; à ce moment l'hémorrhagie était très-modérée, il n'y avait guère qu'un suintement sanguinolent et quelques douleurs utérines très-faibles. Le 15, l'état resta le même. Le 16, M. Depaul avec le doigt put dégager ce corps ; c'était un fragment de placenta. Le 17, en donnant une injection, on provoqua l'expulsion du reste.

En examinant ces produits avec tout le soin possible, on ne put trouver trace de l'embryon, l'enveloppe de l'œuf ou du moins ce qu'on supposait l'être, était déjà fort altérée et presque méconnaissable, le sang infiltrait ces fragments et masquait la cavité. Pour le savant professeur de la Clinique, la mort remontait au moins à 15 jours ; on avait de ce fait de fortes présomptions, car la femme avait perdu déjà, plusieurs jours avant d'entrer à la Clinique, du sang liquide et des caillots, puis l'hémorrhagie et les douleurs avaient cessé. Sachant toutefois que la fausse couche n'était pas finie, elle s'était présentée dans le service.

Quant à la cause, elle resta obscure, la malade attribuait cet accident à des fatigues excessives ; mais il est plus probable qu'il y avait là une habitude hémorrhagique de l'utérus. On sait d'ailleurs que c'est la cause la plus fréquente des avortements, que ces pertes se produisent, soit à la période correspondante des règles, soit à la suite d'autres congestions.

On voit, d'après les observations qui précèdent et qu'on pourrait multiplier à volonté, que le fait de la dissolution de l'embryon au premier âge de la vie est bien établi ; mais il y a à se demander jusqu'à quelle époque elle est possible. Puzos ne l'admettait pas au delà du premier mois, mais évidemment c'est se renfermer dans une limite trop étroite, et d'après le relevé des cas que nous avons réunis, nous n'hésitons pas à l'étendre à toute la durée de la première période du développement fœtal, c'est-à-dire, à deux mois. En déterminant ainsi la production de cette altération, nous ne nous fondons pas seulement sur la constitution anatomique de l'embryon à cet âge, mais aussi et surtout sur l'observation directe. Or, nous avons sous les yeux plusieurs cas dans lesquels on a trouvé à l'ouverture de l'œuf l'embryon dissous mais le cordon encore subsistant, et deux fois même conservant encore à son extrémité libre un débris amorphe de tissu mollasse, muqueux. Ce détail accuse une date non douteuse : on sait en effet que jusqu'à la fin du premier mois le cordon n'existe pas, qu'ensuite lorsqu'il apparaît il est très-court et très-gros pendant un certain laps de temps, ce n'est donc que postérieurement qu'il prend l'aspect et la longueur signalés dans les observations auxquelles nous faisons allusion.

Quand l'œuf privé de vie continue à séjourner dans l'utérus, si ce séjour se prolonge au delà de certaines limites et dans certaines conditions, outre la dissolution de l'embryon, d'autres phénomènes se produisent : le placenta ordinairement continue à se développer et constitue ces masses charnues auxquelles on a donné le nom de *môles, faux germes, germes dégénérés ;* ou bien ce même placenta, dont une altération primitive a pu causer la mort de l'embryon, achève de dégénérer et forme les môles dites *hyda-*

tiques ou *vésiculaires*, *môles en grappe*, etc. Parlant d'un cas de cette nature, Mauriceau dit (t. II p. 505) : « Il y avoit apparence que le principe de vie ayant esté détruit en ce fetus dès les premiers jours de sa conception, il étoit resté de la petitesse qu'il pouvoit estre en ce temps-là, de sorte que de vray germe qu'il avoit esté dans le commencement, il estoit devenu ensuite ce que l'on appelle ordinairement un faux germe, en y comprenant cette membrane charnue qui n'est véritablement qu'une espèce d'arrière-faix, dont une conception avortée de la sorte, est enveloppée. » Et ailleurs (t. II p. 358) il précise la vraie signification des termes : « Ces sortes de corps étrangers s'appellent ordinairement *faux germes* quand ils sont petits comme estoit celuy-cy, et *môles* quand ils excèdent leur grosseur la plus ordinaire qui est celle d'un petit œuf de poule. »

Sans vouloir ici faire une étude complète des môles, qui ne serait pas de notre sujet, il nous appartient cependant d'en dire quelques mots, en ce qui touche la conservation ou la destruction du fœtus.

Si cette transformation particulière des annexes de l'embryon tend à se produire, par le fait seul de son développement, elle est généralement fatale au jeune organisme voisin. « C'est chose assurée, dit Ambroise Paré, que toute môle, comme une méchante et cruelle bête, tue toujours le fœtus avec lequel elle est liée. » Et cette ruine du fœtus arrive ordinairement dans les premiers mois de son existence. M. Cruveilhier émet une semblable opinion en traitant de la transformation vésiculeuse du placenta, car il y a interception presque complète des matériaux nutritifs. Si cette interception n'est qu'incomplète, il en résulte un arrêt dans le développement dont il cite un exemple (*Anat. path.*, liv. 1).

Obs. — Mme X....., âgée de 24 ans, arrivée au troisième mois de sa grossesse, expulsa une masse vésiculaire dans la moitié de sa surface, non vésiculaire dans l'autre moitié ; c'était une de ces productions singulières dites *môles hydatiques*. Il y avait en outre un petit embryon qui ne semblait pas avoir plus de 5 à 6 semaines.

Si l'embryon n'est pas trop âgé, s'il s'écoule assez de jours avant son expulsion, alors a lieu sa dissolution. Quant à la môle, elle reste dans l'utérus un temps plus ou moins long. Mauriceau en a extrait une après 5 mois (p. 413), une après 7 mois (p. 161).

« Alors, dit-il, (p. 260) la matrice en les moulant, s'il faut ainsi dire, en sa propre cavité, leur donne en se contractant, une figure compacte et resserrée, semblable au gésier d'une volaille, après que les eaux qui estoient contenues dans leurs membranes s'en sont écoulées, au lieu de laquelle figure, ils avoient auparavant celle d'un œuf avorté qui n'a point de coquille, lorsque les eaux contenues dans leurs membranes n'en estoient pas encore écoulées. »

Alexander Benedictus, Schenckius, Horstius, ont parlé de môles qui avaient resté plusieurs années dans la matrice, mais leurs observations, comme celles de Donatus et de Dodonée, sont loin d'être probantes.

Si le placenta subit la dégénérescence hydatiforme, il semble qu'en ce cas la destruction du fœtus soit encore plus prématurée et plus certaine. Les vaisseaux sanguins du délivre se transforment alors en vésicules réunies au moyen de filaments, en général grêles et pleins, quelquefois creusés d'un petit canal qui communique avec les vésicules voisines; or on s'explique aisément que, dans ces conditions, l'apport du liquide nutritif à l'embryon devienne impossible. D'ailleurs ces masses prennent parfois un développement énorme : on en a cité pesant cinq, dix, quinze livres (Valisnieri). Ruysch, Albinus, Gregorini, Cruveilhier, en ont donné de bonnes descriptions avec figures. Mme Boivin rapporte un cas dans lequel les hydatides paraissaient être approximativement au nombre de quatre à cinq mille; elle signale en même temps l'existence d'une prédisposition individuelle chez certaines femmes; elle en donne des exemples auxquels nous en ajouterons un récent :

Obs. — Dans ses leçons cliniques des 17 et 26 janvier 1867, M. le professeur Depaul appela l'attention de ses auditeurs sur une môle hydatique que venait de lui adresser un confrère de Seine-et-Marne. Cette observation avait ceci de curieux qu'elle offrait un exemple de cette habitude pathologique qu'on observe dans beaucoup de phénomènes utérins. Il s'agissait en effet d'une femme de 24 ans, qui en était à sa troisième grossesse; chaque fois les mêmes phénomènes s'étaient reproduits vers le troisième ou quatrième mois et avaient, dans les trois cas, abouti à l'expulsion d'une môle hydatiforme ou vésiculaire, sans fœtus. La môle que nous avons vue, c'est-à-dire la dernière, était formée de deux masses bien distinctes : l'une

de ces masses était comme floconneuse avec ramifications en chevelu
offrant le caractère des villosités choriales. A l'extrémité d'une partie
de ces villosités se voyaient des vésicules ou renflements remplis de
liquide que jadis on croyait être des hydatides. Ces vésicules étaient
isolées les unes des autres et non pas groupées de façon à rappeler
des grappes de raisin, comme on en a des exemples. En somme, on y
reconnaissait nettement un cas d'hypertrophie des villosités choriales
avec production d'un grand nombre de vésicules au bout.

Bien que rare, le fait de cette production répétée de môles
hydatiques chez une femme a été cependant noté par les anciens observateurs, ainsi qu'on peut le voir dans le *Journal d'Allemagne*, déc. 2, an VI. Obs. 163.

D'après ce qui précède, on peut voir qu'en thèse générale, il
est permis de conclure, de la présence d'une môle dans l'utérus,
à la mort du fœtus et souvent à sa dissolution, c'est-à-dire à
l'altération que nous étudions en ce moment. Cette conséquence
qui résulte de l'examen des faits (le phénomène de la dissolution ayant lieu dans la très-grande majorité des cas de production de môle) n'est cependant pas d'une vérité absolue; on a
même des exemples assez nombreux de fœtus trouvés dans des
môles, et même d'enfants venus au monde vivants; quelques
citations corrigeront ce que notre proposition emportait en soi
d'excessif.

Dans les Éphémérides, Burgrave (*Act. phys.* 5) cite une môle
expulsée avec un embryon. — Ledelius (*Journal d'All.*, 1ʳᵉ centurie) parle de deux môles avec un fœtus. — Breng (*Journal
d'All.*, 3ᵉ centurie) a vu une môle avec deux jumeaux. — Hartmann
(*Journal d'All.*, 2ᵉ centurie), deux môles avec un fœtus. —
P. Portal rapporte avoir disséqué une masse charnue et membraneuse au milieu de laquelle il trouva une vessie transparente
fort déliée, de la grosseur d'une noisette, remplie d'une liqueur
claire et limpide, où nageait un petit corps ayant la forme d'un
embryon de la grosseur et de la longueur d'une mouche. Il remarqua dans cette masse, outre cette vésicule, quantité de petites vésicules semblables à celles qui se rencontrent dans les
poules, ou en forme de petite grappe de raisin. — Pechlin, Lanzoni et d'autres auteurs citent des exemples de l'existence de ces
masses hydatiques dans l'utérus en même temps qu'un fœtus.

Gregorini a représenté une très-grande môle vésiculaire dans laquelle est contenu un fœtus. On sait enfin que la mère de Béclard avait expulsé à quatre mois un grand nombre d'hydatides, ce qui ne l'empêcha pas d'arriver au terme régulier de sa grossesse et de donner le jour à un enfant bien portant (Montgomery). Une observation de Dayres, *Mercure de France*, 1735, p. 1727, mentionne un enfant à terme en même temps qu'une môle hydatique.

Les auteurs, à ce propos, ont appelé l'attention sur un détail concernant la position du fœtus. Dans un certain nombre de cas on l'a trouvé inclus dans la môle elle-même, englobé par elle de tous côtés, et nous aurons à en citer plus d'un exemple, chemin faisant. Vater a même écrit une dissertation sur ce sujet (1), dans laquelle il a ressemblé tout ce qu'avaient fait connaître ses devanciers. Alexander Benedictus a donné l'histoire d'une noble Vénitienne, Dionora Georgia qui accoucha, après sept mois de grossesse, d'un *polype* monstrueux à l'intérieur duquel était un fœtus mâle intact, mais peu développé. Frédér. Garman a vu la femme de Christian Herfurt mettre au monde au bout de seize semaines, un fœtus long de la moitié du doigt contenu dans une môle.

Adam Brendelius cite deux jumeaux ainsi inclus (cent. 3 et 4, page 375). J. Daniel Geyerus et J. G. Brebisius observèrent chacun de leur côté un accouchement gémellaire, dans lequel il y avait un fœtus dans l'œuf et un dans le placenta.

On pourrait augmenter cette liste déjà trop longue de beaucoup de faits du même genre, mais comme ils n'ajouteraient rien à ce que nous savons déjà, et que d'ailleurs il s'en présentera sans doute d'autres par la suite, nous nous en tiendrons là sur ce sujet.

III. — ALTÉRATIONS DANS LA DEUXIÈME PÉRIODE DE LA VIE FŒTALE. MOMIFICATION.

A la deuxième période de la vie intra-utérine correspond une altération particulière, à forme entièrement distincte de celles qui précèdent ou qui suivent. L'embryon, doué d'une force de

(1) VATER, *Dissert. mola prægnans, id est, secundina fœtum continens in molam versa*. Witeb., 1729.

résistance plus grande, pourvu d'une charpente osseuse, frêle
et incomplète encore il est vrai, mais solide néanmoins, composé d'éléments organiques nouveaux qui ont déjà une texture
déterminée, l'embryon, dis-je, dans ces conditions nouvelles,
échappe en partie à l'action destructive des causes dissolvantes;
on ne le voit plus se liquéfier comme précédemment et subir une
sorte d'émulsionnement, il conserve sa forme première, sinon
son volume qui souffre une réduction proportionnelle de toutes
ses parties. Cette modification toute spéciale a reçu dès longtemps divers noms, car ses auteurs la désignent tour à tour par
les termes de momification, flétrissement, émaciation, racornissement, dessèchement, etc., qui tous représentent au moins un
des côtés de la la chose, un des caractères de l'altération. L'embryon, en effet, plongé dans le liquide amniotique, comme un
fruit dans une liqueur, y éprouve quelques-uns des changements qu'on observe dans ce dernier cas. Ses tissus encore mous
se concentrent, se resserrent, se condensent sous l'influence de
cette macération prolongée dans une humeur saline, par là même
ils diminuent de volume, se réduisent à une couche plus mince,
se racornissent en un mot. Sa couleur change aussi très-rapidement, elle devient terreuse, grise jaunâtre, terne et comme ca-
chectique, tranchant par là de la façon la plus nette avec la
coloration normale, d'un rose si vif et si foncé. En même
temps, il semble, comme le dit un physiologiste (Burdach), que
l'action continuelle de la vie maternelle opère l'absorption et la
métamorphose des substances décomposables et liquides, état de
choses durant lequel il n'est pas plus possible à la putréfaction
de s'établir dans ces dernières qu'elle ne peut s'emparer des
aliments tant qu'ils sont soumis à l'influence vivante des organes
digestifs; enfin, on ne peut douter que le cadavre ainsi épuisé de
sucs et débarrassé de tout ce qui aurait eu de la tendance à se
décomposer ne soit préservé pour toujours de la putréfaction. —
La chaleur animale, la compression par les parois utérines, la
composition du liquide amniotique, la constitution histologique
jouent sans doute chacun leur rôle dans ce résultat final, la dessiccation, mais il serait impossible de déterminer quelle est l'importance relative de leur action (1).

(1) Nous sommes loin de connaître toutes les conditions qui amè-

Les anciens accoucheurs qui avaient si souvent observé cette altération (car nous en avons relevé plus de vingt cas dans Mauriceau seul) avaient essayé d'en donner une explication : « Il sembleroit assez difficile, dit ce même Mauriceau (pages 113 et 383),de se persuader qu'un enfant mort pust rester durant un long temps dans le ventre de sa mère, sans en estre expulsé, et sans la faire mourir elle-même, si nous ne voyions tous les jours de semblables expériences, qui nous font connoistre que certains enfants morts se conservent ainsi très-longtemps dans la matrice sans grande corruption, lorsque les eaux n'en sont pas écoulées ; ces eaux servant, s'il faut ainsi dire, comme une espèce de saumure, à les préserver de la corruption cadavéreuse, qui leur arrive immédiatement après l'écoulement des mesmes eaux, et qui oblige la matrice à les expulser. »

Voici comment, à son tour, Louise Bourgeois se rend compte de l'endurcissement du fœtus : « Les eaux de l'amnios estoient si froides que par leur frigidité, elles répercutèrent et l'enfant et l'arrière-faix, de telle sorte qu'il s'estoit plutôt endurcy que tuméfié.» (Liv. I. *Observation d'une dame que j'accouchay*

nent la momification : nous nous expliquons assez bien, il est vrai, la momification ordinaire, celle des cadavres qui se sont desséchés à une atmosphère aride et chaude, comme dans les catacombes de Rome, le caveau des cordeliers de Toulouse, certaines cryptes sépulcrales, les sables du désert ; mais celle que l'on observe dans des milieux favorables à la putréfaction, nous n'en soupçonnons même pas les causes ; et cependant des cadavres humains peuvent se transformer en momies sèches à côté de corps qui se saponifient et dans les mêmes conditions. Thouret en trouva 50 à 60 au charnier des Innocents ; et dans les exhumations de l'église Saint-Éloi de Dunkerque, on fut surpris d'en rencontrer également trois.

On a voulu expliquer la momification du fœtus par une sorte de coction dans la cavité utérine. A une température élevée, 50 degrés, la putréfaction ne s'opère pas, car cette chaleur évapore l'eau ; ou, si le corps est plongé dans l'eau, elle détermine la coagulation de l'albumine ; mais est-ce bien là ce qui se passe dans la matrice ? il est au moins permis d'en douter. — Quant à l'influence de la dessiccation, au contraire, elle est incontestable, elle retarde indéfiniment la putréfaction. Gay-Lussac conservait de la viande fraîche pendant plusieurs mois, en la tenant sous une cloche dans laquelle il y avait du chlorure de calcium.

d'un enfant mort tout dur et répercuté (1), *et l'arrière-faix aussi.*)
Explication qui n'explique rien.

Ces embryons subissent en même temps qu'ils s'émacient une
sorte de rapetissement ; d'ailleurs on les trouve généralement
d'une taille fort exiguë, vu l'époque de leur mort. Pour nous,
cette observation n'offre rien que de naturel, mais autrefois
c'était chose étrange aux yeux de beaucoup de médecins qui ré-
pugnaient à admettre le séjour d'un produit de conception dans
l'utérus après la vie éteinte ; aussi Mauriceau va-t-il au-devant
de l'objection qu'on pouvait lui faire : « La véritable cause de
la petitesse de ces fœtus flétris et tout émaciés, dit-il, venoit de
ce que leur principe de vie ayant esté détruit il y avait déjà longtemps bien loin de prendre aucun accroissement, ils s'estoient
ensuite flétris, comme font les fruits avortés, dès le moment qu'ils
sont privés de la nourriture qu'ils reçoivent de l'arbre. »

Les exemples de ce genre d'altération abondent dans les auteurs ; nous l'avons dit plus haut, dans Mauriceau seul on en fe-
rait une ample récolte ; nous serons donc sobres de citations :

Obs. — Au tome **XXIII** des *Éphémérides*, l'observation **XXIV**e donne
un fait de cette nature : le fœtus, mort au cinquième mois, était resté
ensuite environ neuf semaines dans la cavité utérine ; aussi se trou-
vait-il desséché à tel point que la peau seule lui restait sur les os, *ita
exsiccatum ut osseus planè, cute saltem superductus appareret.* (J. Chris-
tophe Bautzmann.)

Obs. — Une accoucheuse de La Haye, raconte Vander-Wiel (ob. 74),
fut appelée pour aider une dame dans un accouchement gémellaire.
En examinant le délivre, voici ce qu'elle trouva : contre l'amnios d'un
des fœtus s'était formé un petit corps, de la même façon qu'une petite
huître est adhérente à une grosse ; il tenait au placenta par une espèce
de cordon et renfermait un fœtus gros comme le doigt. C'était un garçon bien formé, entièrement desséché et aussi dur qu'une brique.

Obs. — M. Cruveilhier (*livraison* 6), en traitant de l'atrophie du
placenta, donne l'observation d'un fœtus de 3 mois desséché, dans un
cas de grossesse double. Observation due à M. Deneux.

Obs. — On trouvera dans les *Archives* (t. XXIII, p. 259) une obser-

(1) Ailleurs, elle détermine le vrai sens de ce mot *répercuté*, qui re-
vient souvent sous sa plume : « Je sçay, dit-elle, qu'un enfant mort
dans le ventre de sa mère a à devenir répercuté, s'entend affermy,
pétrifié ou putréfié.

vation de grossesse gémellaire, par le Dr Marye ; des deux enfants, l'un était vivant et développé comme à 9 mois ; l'autre n'avait pas dépassé 5 mois : on aurait dit un fœtus conservé dans l'alcool. (*Archives*, tome XXIII, p. 259.)

Obs. — Observation analogue, p. 285 : l'un des deux jumeaux était à terme et vivant ; l'autre momifié, *aplati*. Au quatrième mois de la grossesse, la mère avait éprouvé une forte commotion de terreur qui fut suivie d'hémorrhagie.

Obs. — En 1678, Rainssant, dans une dissertation publiée par le *Journal des savants*, à propos de l'enfant de Toulouse, rappelait le cas d'une dame qui venait d'accoucher de deux jumeaux, l'un à terme et vivant, l'autre n'accusant pas plus de 4 mois, et, si desséché que, sauf la peau, on ne sentait plus aucun tissu sur les os.

Obs. — Joel Langelottus a noté un fœtus desséché et durci comme de la chair fumée (*Journal d'Allemagne*, tome V, obs. 13).

Obs. — Mme F....., orfévre, demeurant à Lyon, rue de la Pêcherie, 32, éprouvait depuis cinq mois une suppression de règles accompagnée des mêmes symptômes qui avaient signalé ses précédentes grossesses. Dans le commencement du quatrième mois, il lui était survenu une perte utérine qui, ayant duré plus de vingt jours, avait été suivie de l'affaissement progressif de l'abdomen. Peu de temps après, des douleurs expulsives de la matrice procurèrent la sortie d'un fœtus qui paraissait, à en juger par son volume, avoir péri au troisième mois de la gestation. Il était flétri et desséché, ainsi que le placenta et les membranes, qui ne contenaient presque pas d'eau dans leur cavité. Ce produit de la conception ne répandait aucune odeur fétide et était recouvert d'une matière terreuse de couleur grisâtre. (Martin.)

Obs. — Mme M..... éprouva, au troisième mois, une frayeur cause de la mort du fœtus : celui-ci fut expulsé six mois après, flétri, desséché, sans odeur putride. (Dr Morel.)

Obs. — La femme M..... mit au monde un fœtus mort au quatrième mois, expulsé au sixième dans le même état de desséchement. (Dr Perret.)

Obs. — La femme d'un brasseur des Broteaux accoucha à la fois d'un garçon à terme et d'un fœtus d'environ 5 mois, desséché et ridé, au milieu d'une sérosité blanchâtre, avec un placenta durci et exsangue. (*Journal de Lyon*.)

Obs. — Mme L..... mit au monde un enfant bien portant à terme et un autre mort à 5 mois, desséché et flétri, et pesant 12 onces. (Dr Perret.)

Obs. — Une année après, dit Martin, je fus appelé par Mme Jaillet, sage-femme de la rue Saint-Georges, pour un accouchement dans lequel la matrice expulsa avec difficulté, mais naturellement, un enfant à terme, qui apporta sous son bras son frère utérin, desséché et sans odeur putride, lequel avait perdu la vie à quatre mois et demi de la gestation.

Le fait suivant, que nous devons à l'obligeance de Mme Callé, maîtresse sage-femme à la Clinique, est intéressant à plus d'un titre :

Obs. — « La femme Brings se présente à la Clinique le 12 avril 1838, éprouvant quelques incommodités qu'elle rattachait à sa grossesse arrivée, disait-elle, au terme de huit mois, bien qu'au premier coup d'œil elle ne parût pas enceinte. Sur l'observation qui lui en fut faite, elle déclara qu'habituellement bien réglée, elle avait vu pour la dernière fois le 12 août 1837 et était devenue grosse dans la seconde quinzaine de ce mois. A la fin de décembre ou au commencement de janvier 1838, impossible de préciser la date exacte, à la suite d'un brusque déplacement, elle avait éprouvé une hémorrhagie abondante d'une durée de plusieurs heures, qui s'était arrêtée spontanément sans produire de résultat fâcheux. Elle n'avait jamais d'ailleurs jusqu'à ce moment ressenti de douleurs utérines, et cette grossesse ressemblait de tous points à la première, la seule qu'elle eût eue auparavant. Pendant cette première grossesse, elle n'avait perçu que des mouvements obscurs de la part de l'enfant ; son ventre s'était très-peu développé, si peu que toutes ses connaissances ne la croyaient pas enceinte ; toutefois, au terme ordinaire et fixé par elle à l'avance, elle avait donné le jour à un enfant très-petit, il est vrai, mais vivace, puisqu'il était arrivé alors à sa cinquième année. »

Tous ces renseignements provoquèrent de la part de M. le professeur Dubois un examen local très-attentif et il put constater que l'utérus était développé, déjeté dans la fosse iliaque gauche, dur, anguleux, non engagé dans l'excavation pelvienne ; il s'élevait à deux travers de doigt au moins au-dessus de l'ombilic. M. Dubois pensa que cette femme était enceinte, mais d'un terme qui ne dépassait pas 5 mois ; il l'engagea à revenir, espérant dans un autre examen entendre les battements du cœur fœtal qu'il n'avait pu percevoir dans ses premières recherches.

Dans l'espace d'un mois cette femme revint trois fois et chaque fois on obtint le même résultat : absence des bruits du cœur, arrêt de développement de l'utérus ; seulement les parties anguleuses que l'on avait remarquées sur cet organe devenaient de plus en plus saillantes.

Enfin, le 24 mai, quarante-deux jours après la première visite, cette

Lempereur.   4

femme rentra à la Clinique, en travail : c'était la quatrième fois qu'elle se présentait à l'examen de M. Dubois. Elle resta à la salle des accouchements pendant trois heures, éprouvant des contractions utérines très-énergiques qui duraient depuis la veille, deux heures du matin. Elle accoucha d'un enfant mort, du sexe féminin, ayant l'apparence d'un fœtus de cinq mois. Il s'était présenté enveloppé dans ses membranes qu'on dut déchirer pour lui livrer passage, mais le placenta resta dans l'utérus. La délivrance faite, on trouva, en examinant les annexes, le petit fœtus mort, aplati, replié sur lui-même, décoloré mais non putréfié, l'épiderme ridé et d'un blanc grisâtre, s'enlevant facilement. Le cordon ombilical était contourné sur lui-même comme une vrille, et offrait la même décoloration que le fœtus. Cette décoloration s'étendait à toutes les parties constituantes de l'œuf. L'eau qui existait en très-petite quantité était blanchâtre, les membranes grises, le placenta d'une forme globuleuse et plus gris que rouge. Aucune de ces parties n'exhalait d'odeur putride.

M. Dubois, après avoir examiné le tout, pensa que l'enfant avait cessé de vivre à peu près à cinq mois, mais que l'accouchement s'était opéré au terme ordinaire de la grossesse; par conséquent, la matrice avait gardé pendant quatre mois ce produit de conception inerte et privé de vie, ce qui explique le défaut des signes caractéristiques de la grossesse qui suit son cours régulier et normal.

Obs. — Une dame de condition, qui avait eu plusieurs enfants, et qui était bien réglée quand elle n'était pas grosse, eut une suppression de six semaines pour laquelle je fus mandé. De légères indispositions dont elle se plaignait et qui ressemblaient fort à celles que je lui avais remarquées dans ses précédentes grossesses, me firent penser qu'elle était enceinte. Le temps confirma mon jugement. Lorsqu'elle fut parvenue au terme de trois mois, il lui prit un léger écoulement de sang qui la jeta dans quelque doute sur sa situation ; elle m'envoya chercher ; je l'examinai cette fois bien plus régulièrement que je ne l'avais fait jusque-là ; je reconnus, à n'en point douter, qu'elle était grosse de trois mois ou environ ; je la fis saigner du bras, et je lui conseillai de garder le lit pour conserver une grossesse qui paraissait ébranlée ; elle fit exactement tout ce que je lui prescrivis, et la perte cessa. A quelque temps de là, il survint un accident de la même espèce ; on le combattit avec les mêmes remèdes, dont on s'était déjà servi avec succès ; ils réussirent encore. Cependant, de temps à autre, il paraissait un peu de sang qui, malgré de continuelles précautions, ne put être solidement arrêté. Cette alternative de bien et de mal, soutenue jusqu'au cinquième mois, le peu d'élévation du ventre et le défaut de

(1) Pujos, p. 198.

mouvement de la part de l'enfant me firent soupçonner quelques désordres dans cette grossesse. Pour m'en assurer, je fis la recherche
du volume que pouvait avoir la matrice, et je fis ce que je pus pour
faire remuer un enfant qui, au terme de cinq mois, devait certifier
son existence et sa santé par ses mouvements. N'en ayant senti aucun, et n'ayant pas trouvé la matrice portée au point d'élévation où
elle devait être à ce terme, je me persuadai que l'enfant était mort
au terme du troisième mois, et que la nature faisait effort pour se débarrasser d'une grossesse toutes les fois qu'il paraissait un peu de
sang. Je permis donc à cette dame de se lever, même de sortir, afin
de favoriser l'expulsion du fœtus mort; elle exécuta ponctuellemen
mon ordonnance; elle alla et vint sans qu'elle pût obtenir ce qu'elle
désirait. Elle parvint enfin au neuvième mois de sa grossesse. Ce fut
à ce terme que, revenant un jour de la messe, elle se sentit pressée
d'une envie d'aller à la garde-robe; elle n'y fut pas plutôt qu'elle y
rendit, sans beaucoup d'efforts, une masse de la grosseur du poing et
dans tout son entier. Par l'examen, on trouva un corps charnu dans
l'une des parties de cette masse : c'était le placenta qui était beaucoup
plus épais qu'il ne l'est au terme de trois mois; sa chair était aussi
beaucoup plus compacte; il était environné de membranes qu'on ouvrit, et dans lesquelles il y avait de l'eau et un fœtus d'environ 3
mois.

Cette observation nous apprend que l'enfant mort ne pourrait
rester si longtemps dans la matrice sans se pourrir et sans être
expulsé, si le placenta ne restait adhérent à la matrice, et s'il ne
s'emparait des nourritures qui étaient destinées pour l'enfant. On
voit que celui-ci a séjourné six mois mort, et qu'il paraissait aussi
sain que s'il n'eût péri que peu de jours avant sa sortie. (Puzos,
p. 198.)

Dans sa clinique du 27 novembre 1866, M. Depaul présenta un
fœtus dans ces conditions :

Obs.—Une dame de la ville, âgée de 42 ans, qui n'avait pas eu d'enfant
depuis dix-sept ans, devint cependant enceinte de nouveau. On n'en
eut l'indice que par la cessation des règles, car on n'observa ni nausées, ni vomissements, ni gonflement des seins, ni épaississement de
la taille. Le toucher et le palper vinrent plus tard confirmer le diagnostic. Vers le 16 novembre, cette dame remarqua un suintement
roussâtre provenant des parties génitales et qui tachait le linge; deux
jours après, c'était un suintement de sang pur. Il y avait imminence
de fausse couche; malgré toutes les précautions, elle eut lieu.
Le fœtus expulsé paraissait d'environ 4 mois, et, d'après son état,

sa mort n'était pas récente. Il était de couleur grise, jaunâtre; émacié; le corps aplati comme une galette et d'une flaccidité générale ordinaire à cette période, bien que les tissus fussent plutôt durcis que ramollis.

Obs.—Le 20 juin, entre à la Clinique Julia G....., âgée de 22 ans, lingère, d'une bonne constitution, déjà mère d'une fille venue à terme. Réglée à 17 ans, elle a vu pour la dernière fois le 4 février.

Il y a un mois, elle s'aperçut de la présence du lait dans ses seins; quinze jours plus tard elle remarqua qu'ils étaient gonflés d'une façon notable ; il y a cinq ou six jours ils diminuèrent subitement de volume et s'affaissèrent.

En même temps, un autre phénomène plus inquiétant se montrait : de petites hémorrhagies, peu abondantes, il est vrai, mais incessantes, qui persistèrent depuis le 18 juin jusqu'au moment où le travail se déclara dans la journée du 21. L'œuf fut expulsé en bloc à cinq heures du soir, le vendredi 21 ; les suites furent aussi simples que possible, l'hémorrhagie cessa et toute crainte d'accident parut désormais écartée.

Examen nécroscopique. A première vue, on voit que l'œuf a déjà subi des modifications profondes : les membranes, au lieu d'être claires, fines, transparentes, ont un aspect louche, grisâtre, opaque, épaissi; le placenta ne présente rien de particulier, sinon peut-être un amoindrissement de volume. En ouvrant les membranes, il sort environ 100 gr. d'un liquide épais, granuleux, comme purulent, ou plutôt tel que si l'on avait délayé une terre argileuse dedans. Le fœtus, avec son cordon, offre cette même coloration; il est du sexe masculin, long de 12 cent. On observe encore sur quelques points de petits débris grisâtres du tégument, roulés comme du papier mouillé. Pas d'infiltration apparente, pas de gonflement des tissus.

A l'ouverture des cavités, nulle trace de sérosité, les viscères sont comme s'ils avaient été soigneusement épongés, nous n'oserions dire secs. Tous les organes intérieurs sont d'un jaune mat, teinte qui rappelle celle de la cire et qui est surtout marquée au foie et à la rate. Dans le cerveau, elle semble fondue avec une nuance légèrement rosée. Rien à la coupe qui donne l'idée de la présence d'un liquide analogue au sang ou d'un autre fluide humide. On ne peut prétendre assurément que les tissus soient momifiés, mais ils sont sur la voie; ils sont, qu'on nous passe l'expression, égouttés, asséchés, comme s'ils avaient été soumis à une forte pression.

Au microscope, voici ce que l'on constate : parmi les organes intérieurs, le foie offre une altération granuleuse, des amas considérables de pigment entre les granulations, mais point de cristaux, il y a une destruction des cellules déjà assez avancée; — les reins laissent voir leur épithélium granuleux; — la rate a conservé encore quelques cel-

lules intactes ; le cœur présente une infiltration énorme de pigment,
ses fibres musculaires sont granuleuses presque au même degré que les
éléments du foie, réduits en une sorte de poussière fine, mais sans
trace de granulation graisseuse ; on trouve très-peu de fibres encore
apparentes.

— Le cerveau a conservé ses éléments presque tous avec leur forme
normale, sauf qu'ils sont un peu granuleux ; le pigment y abonde
aussi.

— Dans les muscles, les stries sont plus noires que d'ordinaire ; du
pigment en quantité considérable est infiltré dans leur épaisseur et y
forme de nombreux îlots bruns. Sauf ces taches, il y a peu à dire, le
muscle n'est plus normal, mais on n'est pas autorisé à prétendre qu'il
est granuleux.

— Dans les os, les ostéoplastes sont plus foncés, plus noirâtres
qu'ils ne devraient.

On voit, d'après ces détails, que si, chez ce fœtus, il y a achemi-
nement à la momification, plusieurs des modifications intermé-
diaires manquent encore : ainsi, nous avons retrouvé la poche
pleine de ce liquide épais, trouble qui finit par disparaître laissant sur l'embryon un sédiment terreux grisâtre, analogue au
dépôt des eaux débordées, qu'un observateur clairvoyant a noté
plusieurs fois (voir notre obs. 7). Or, l'on comprend que, aussi
longtemps que ce milieu humide subsiste, le dessèchement définitif soit retardé, si bien préparé d'ailleurs qu'on puisse le trouver
en étudiant les tissus.

Le fait suivant qui a été donné comme exemple de putréfaction
montrera les écarts qui peuvent se rencontrer dans les processus
de cette altération.

En 1835, Vassal publia un mémoire sous ce titre : *Notice sur
un fœtus putréfié dans l'utérus.* A ce sujet M. Lebreton fit un rapport à l'Académie le 25 juillet : «Le fœtus paraissait âgé de trois à
quatre mois, il fut expulsé le 7 mars 1834. Tous les téguments et
le tissu cellulaire sous-cutanés étaient complétement dissous ; les
muscles étaient d'un rouge-brun, mollasses et friables sous le
doigt et n'adhérant plus aux os que par leurs extrémités tendi-
neuses. Les os des membres étaient entièrement dénudés. La face
était dépourvue de ses parties molles ; la fontanelle antérieure largement ouverte, le crâne vide de substance cérébrale. Le coronal
aplati avait une direction verticale ; sa partie supérieure était
séparée des pariétaux et de même que les angles antéro-supérieurs

de ceux-ci, elle offrait un aspect grisâtre et desséché, comme si ces portions d'os eussent été longtemps exposées à l'action de l'air. L'abdomen était ouvert et le tube digestif n'existait plus. Deux jours auparavant, il y avait eu par la vulve écoulement d'un liquide noirâtre, poisseux et d'une fétidité insupportable. (1)ꞏ

Il y a une observation de Smellie des plus curieuses, relative à un fœtus du même âge que celui de Vassal et altéré à peu près de même façon. Il fut expulsé au sixième mois de la grossesse et le délivre avec, ce qui n'empêcha pas, deux mois plus tard, la mère de mettre au monde un petit garçon fort vivace, frère jumeau du précédent.

II.— Dans les cas de grossesse gémellaire, outre les caractères qui ont été donnés plus haut comme propres à cette altération, il s'en ajoute un autre presque constamment, c'est l'*aplatissement* du fœtus momifié. Il est assez rare que, dans le cours de la gestation, les deux jumeaux succombent ensemble et à la même date ; généralement, si quelque cause morbide exerce son action, l'un meurt prématurément, tandis que l'autre achève de parcourir les phases de son développement.

Or, si le premier s'est éteint à la période que nous étudions, il subit la momification ordinaire comme s'il était seul, mais de plus, il se tasse dans un sens, à la façon d'une pâte molle que l'on comprime, il s'aplatit comme une galette : on dirait, suivant une comparaison de M. Depaul, quelqu'un de ces bonshommes de pain d'épice qui s'étalent aux boutiques de nos marchands forains.

Cette forme, nous le répétons, est si marquée et en même temps si constante que la plupart des observateurs en ont été frappés, bien que leur attention n'eût pas été particulièrement

(1) C'est sans doute en songeant à cette observation que M. Duplay a écrit que parfois, dans les premiers mois, le fœtus et le placenta subissent une véritable décomposition et s'échappent sous la forme d'une sanie noirâtre et fétide. ꞏ— A cette période, il n'y a rien de plus rare que ce genre d'altération, et il est plus que probable que cette exception trouverait son explication dans certains détails que nous ne connaissons pas, mais que l'on soupçonne.

attirée sur ce point. On a attribué cet aplatissement à la compression subie par l'embryon serré entre son frère jumeau toujours croissant et la paroi utérine; cette explication en vaut une autre et elle est jusqu'à un certain point admissible. Notons que ce caractère s'observe aussi bien sur les fœtus contenus dans le placenta lui-même que sur ceux qui se trouvent dans les conditions ordinaires, c'est-à-dire enfermés dans une partie de l'œuf, avec ou sans cloison membraneuse qui les sépare. Les observations suivantes suffisent à la démonstration de ce fait.

Obs. — En 1702, M. de Vaubonnays envoya à l'Académie l'obsertion suivante : « Une femme de qualité étant accouchée d'un garçon, la sage-femme fut surprise de trouver dans l'arrière-faix une espèce de vessie. Elle l'ouvrit et y trouva un fœtus femelle qui fut jugé être de 4 ou 5 mois. Cet enfant était bien formé, mais mort, et il paraissait avoir la tête écrasée. L'arrière-faix qui lui appartenait ne vint que six jours après. » (*Mémoires de l'Académie des sciences.*)

Obs. — La femme d'un bourgeois de Lisieux, appelé François M....., étant grosse de treize mois, faisait dire à tout le monde qu'elle était grosse d'une môle. Cependant elle accoucha fort heureusement d'une grosse fille le mois passé; mais ce qu'il y eut d'extraordinaire, c'est que le sieur Le Fèvre, chirurgien, qui fut appelé dans son travail, trouva dans l'arrière-faix un second enfant, que l'on jugea n'être mort que depuis fort peu de temps. Il avait la tête plate, de la grandeur de la paume de la main, épaisse de deux écus; les parties du cerveau étaient chacune en son lieu; il avait le col de la grosseur du petit doigt, et le corps rond et très-bien formé dans sa petitesse; sa grandeur était de 6 bouts de doigt et 1 pouce, et les parties du dedans de la poitrine et du ventre inférieur fort bien composées. Son bras gauche était fort petit et le droit extrêmement long; il avait aussi les deux jambes très-grandes, les extrémités bien formées, mais plates depuis le corps; ses bras et ses jambes paraissaient comme si on avait coupé des bras et des jambes de velin. Le cas étant rare, chacun fera là-dessus tel raisonnement qu'il lui plaira, il me suffit d'avoir exposé le fait. » (*Merc. g.*, 1693.)

Nicolas de Blegny rapporte une observation tout à fait semblable.

Obs.—Une femme, dit-il, accoucha d'une fille; M. Amiens, chirurgien du roi, fut appelé à cet accouchement, et, voulant visiter l'arrière-faix, il y trouva un enfant mâle de la grandeur de la main, encore enveloppé de ses membranes et qui était si fort aplati dans toute sa longueur qu'à peine avait-il un quart de pouce d'épaisseur, les os même du crâne ayant reçu cette disposition au moyen des sutures ; la peau et les chairs avaient à peu près la fermeté qu'on remarque à un fœtus qui a été longtemps dans l'esprit de vin, et à peine remarquait-on dans les membranes mêmes quelque altération. (*Zodiacus Gallicus*, obs. VIII.)

Des cas de cette nature et presque identiques au précédent se sont présentés plusieurs fois à la Clinique ; M. le professeur Depaul a gardé le souvenir bien précis de trois ou quatre dans lesquels cet aplatissement du fœtus était si marqué qu'il frappait tout d'abord les yeux et attirait l'attention même des plus novices. Nous nous contenterons donc en confirmation des faits que nous venons de mentionner, de reproduire une observation que Mme Callé a bien voulu mettre à notre disposition :

Obs.—Le 6 novembre 1847 se présenta à la Clinique la femme F...., qui accoucha dans la journée d'une fille vivante paraissant à terme, du poids de 2,900 gr. Ni la grossesse, ni le travail n'avaient offert de circonstances particulières à noter. Mais en examinant le placenta, on trouva dans une petite poche intacte, séparée de celle de l'enfant qui venait de naître, un petit fœtus mort, comme momifié, grisâtre, inodore, très-aplati, et dont il fut impossible de reconnaître le sexe. Il avait l'apparence d'un enfant de 3 à 4 mois.

Il est d'observation que, dans les conditions ordinaires, les sujets maigres, à tempérament sec, échappent plutôt à la putréfaction, et ont surtout une tendance à se dessécher, à se momifier. Or, le fœtus, chez qui le tissu adipeux est peu ou point développé, à cette deuxième période, réaliserait, du moins sous ce rapport, une des conditions favorables à la momification. La pression de l'organe gestateur sur son contenu, aiderait à ce résultat aussi bien que la quantité fort restreinte des liquides dans l'économie. Dans nos autopsies, nous n'avons pas jusqu'ici trouvé de sérosité dans les cavités, est-ce un fait constant, nous n'oserions l'affirmer encore. Le placenta se présente quelquefois avec la consistance d'une éponge sèche, mais il est possible qu'une lésion antérieure ne soit point étrangère à cet état particulier.

IV. — ALTÉRATIONS DANS LA TROISIÈME PÉRIODE DE LA VIE FŒTALE ; MACÉRATION (1).

L'altération qui vient après la momification dans l'ordre du développement fœtal, c'est la *macération*. Il n'en est point de plus importante à bien connaître, car elle est de beaucoup la plus fréquente et en même temps la plus variée dans ses formes. C'est cette altération qui correspond presque toujours à ce que les anciens auteurs désignent par fœtus putréfié, pourri, corrompu, gâté, etc. On ne doit point l'ignorer, si l'on tient à éviter de perpétuelles confusions entre la macération telle qu'on l'entend aujourd'hui et la véritable putréfaction, deux choses tout à fait distinctes.

La putréfaction, au moins chez le fœtus, est une décomposition rapide, avec fermentation putride, et phénomènes tumultueux, tuméfaction des parties, dégagement de gaz, exhalaisons infectes et coloration verdâtre des tissus. Ces caractères, sur lesquels nous reviendrons plus loin, suffisent pour la distinguer de la macération. Celle-ci, en effet, est aussi une altération qui aboutit à la décomposition, mais cette décomposition est lente, sans production de gaz, sans odeur, sans teinte verte cadavérique, elle s'éloigne totalement en un mot de l'autre, par les conditions dans lesquelles elle se produit, par les phénomènes qui l'accompagnent et par la marche de ses périodes.

Diverses considérations peuvent expliquer la nature de cette altération et la lenteur de son processus.

L'agent principal de la décomposition putride manque ; l'air, ou, si l'on aime mieux, l'oxygène, n'ayant point accès jusqu'au fœtus, celui-ci reste indemne, car ni la chaleur, ni l'humidité ne sont suffisantes pour provoquer la fermentation intérieure des éléments organiques et le dégagement des gaz fétides. D'autre part, enfermé dans une cavité close, baigné par un liquide qui ne

(1) Nous avons dû laisser de côté une question pourtant intéressante, mais qui sortait de notre sujet, nous voulons parler de la proportion des enfants nés macérés avec le chiffre des naissances ordinaires. A la Maternité, voici quel a été ce relevé pendant quatre ans :

1836. nés mac. 69 sur 2632 naiss. 1838. nés mac. 69 sur 2958 naiss.
1837.   —   63 — 2754 —   1839.   —   61 — 3071 —

se renouvelle point, garanti plutôt que lésé par une chaleur constamment élevée, ce même fœtus trouve encore là certains éléments de conservation. Orfila en effet a établi que l'altération éprouvée dans l'eau par les corps marche beaucoup plus rapidement dans l'eau renouvelée que dans l'eau stagnante, et il a fait des expériences comparatives à ce sujet sur des enfants morts nés. — La présence du liquide amniotique n'est pas non plus indifférente; on sait que tout liquide salin retarde la décomposition, suivant son degré de concentration, et, à ce titre, les eaux de l'amnios, quoique peu chargées de sels, exercent une influence conservatrice.

Quand on a vu et comparé un grand nombre d'observations, il est un fait dont on ne saurait s'empêcher d'être frappé, c'est la ressemblance entre la marche de la macération dans l'utérus et celle de la macération à l'air libre; il y a similitude complète, sauf la rapidité différente du processus dans les deux cas : les premiers tissus attaqués, les derniers détruits, les produits indestructibles sont les mêmes et dans un ordre identique. Cette remarque nous permet de tirer parti des travaux précieux que nous ont laissés sur ce sujet Bichat et Orfila.

Le premier phénomène qui attire l'attention, la première modification que subit le fœtus, c'est l'infiltration œdémateuse de de ses tissus par la sérosité sanguine, c'est l'imbibition complète des parties molles, laquelle coïncide avec leur ramollissement et leur affaissement ; le soulèvement de l'épiderme en phlyctènes, en vastes ampoules; l'aplatissement du ventre déjeté à droite et à gauche, et le reste. Dès ce moment, l'altération des tissus est commencée et elle progresse incessamment ; suivons-la dans l'ordre de ses manifestations.

Le cerveau et les organes contenus dans les cavités du tronc sont les premiers à se détruire.

Pendant quelque temps, le cerveau conserve assez bien toutes ses propriétés normales pour qu'on puisse y reconnaître les diverses parties qui entrent dans sa composition. Peu après, il se ramollit et le ramollissement commence par la substance grise, puis gagne la médullaire. Souvent, par suite de la transsudation du sang des vaisseaux, la partie extérieure est d'un rouge plus ou moins foncé. Il diminue de volume et ne remplit plus déjà exactement la cavité du crâne. A cette époque on aperçoit encore, sinon la totalité, au moins une grande partie des circonvolutions, ainsi que les deux substances. Puis la consistance s'affaiblit de plus en plus; au bout d'un certain temps, on peut le voir couler comme une bouillie épaisse; alors les deux substances ne se distinguent plus, sa coloration est tantôt d'un blanc sale, tantôt grisâtre et un peu jaune, tantôt d'un rose louche; on voit çà et là, dans la masse de l'encéphale des filaments noirâtres entourés de granulations graisseuses qui sont les débris des vaisseaux. Enfin, comme nous l'avons vu dans un cas, la pulpe cérébrale presque entièrement liquéfiée coule et se répand, comme une huile à demi figée par le froid ou du suif à moitié chaud semé de petits grumeaux. — Les méninges se colorent promptement en rouge violet et même brun, du moins dans une partie de leur étendue. Quant aux nerfs, ils s'altèrent peu. Sur le cadavre qui se pourrit, dit Bichat, ils gardent leur blancheur et leur consistance au milieu de la noirceur et du ramollissement général.

Les viscères se ramollissent inégalement : le cœur subit un ramollissement rapide et devient flasque, sa couleur se fonce et passe successivement au rouge violet et au rouge brun presque noir. De même les vaisseaux. Le sang, dont la quantité varie suivant les sujets, se montre rouge brun, noirâtre et presque toujours fluide, La rate, les intestins tombent vite en deliquium. Le foie, d'après Bichat, résiste plus que les reins à l'action de l'eau. Pour les poumons, ce sont les organes internes qui résistent le plus longtemps.

Après le cerveau, le tissu muqueux est celui qui s'altère le plus vite par la macération : il se réduit en une pulpe rougeâtre, puis violacée, sans trace de texture.

Le tissu cellulaire, quand la sérosité rougeâtre du sang transsude à travers les parois des vaisseaux, se colore par son mélange avec ce liquide d'abord en rose, puis en rouge groseille et même quelquefois en rouge brun. Alors il est mou; à la tête surtout, il offre l'aspect d'une gelée à moitié fluide, et fréquemment aussi à la paroi abdominale. Plus tard, quand il commence à se saponifier, il change de nature, devient dense, jaunâtre, semblable à du lard (il faut deux ou trois mois) ou dur et solide.

Les muscles se ramollissent d'abord par leur mélange avec la sérosité rougeâtre qui transsude des vaisseaux et peuvent être déchirés avec assez de facilité: ils se changent en une espèce de putrilage différent de celui qui se forme à l'air libre: leur couleur, après s'être foncée d'abord, passe au rose, tend de plus en plus à pâlir, jusqu'à ce qu'elle soit devenue d'un blanc grisâtre, jaunâtre ou rosée, comme le gras de cadavre; à cette époque, la saponification s'opère: certains muscles y résistent en quelque sorte, tandis que d'autres sont déjà saponifiés et confondus avec le tissu cellulaire sous-cutané.

Les muscles se pourrissent beaucoup plus vite que les tissus fibreux, cartilagineux, fibro-cartilagineux et séreux.

Ces derniers tissus, en effet, résistent assez longtemps : le fibreux après s'être ramolli, se dissocie légèrement et finit par se changer en une pulpe mollasse et blanchâtre. Ce sont les ligaments qui cèdent le plus tard à l'action de l'eau. Les cartilages sont aussi réfractaires et ne font guère que prendre une légère coloration jaune. Les séreuses, elles, semblent quelquefois s'endurcir comme du parchemin. Il est à noter qu'on ne trouve pas toujours dans leur cavité une collection de sérosité sanguinolente, comme on serait porté à le croire; une autopsie faite avec M. Bailly en fournit un exemple (voir page 71).

La peau en macération dans l'eau, dit Bichat, reste longtemps sans éprouver aucune autre altération qu'une putréfaction infiniment moindre que celle des tissus musculaire, muqueux, etc., soumis à la même expérience. Au bout de deux mois, la peau n'a encore perdu que très-peu de consistance; elle n'est point pulpeuse, comme le sont à cette époque les tendons et les muscles macérés; elle ne commence à se réduire en pulpe fétide qu'au bout de trois ou quatre mois.

Les os, les tissus produits échappent à cette altération : les cheveux, les ongles, l'épiderme, sont les substances animales les plus incorruptibles; ils perdent de leur adhérence, mais rien de plus. L'épiderme commence par blanchir, puis se plisse de plus en plus; il ressemble alors à celui qui aurait été longtemps en contact avec des cataplasmes émollients, ou à celui des blanchisseuses quand elles lavent; plus tard, il se soulève et finit par se détacher au plus léger effort.

On n'observe jamais, au moins dans la cavité utérine, toutes les phases successives de la macération sur les tissus du fœtus, car celui-ci est généralement expulsé avant l'achèvement de cette évolution. Mais si, par des circonstances exceptionnelles, le séjour du fœtus s'est prolongé au sein de l'organisme maternel, alors ce processus se réalise jusqu'à sa terminaison ultime, et on en verra plus loin des exemples ; la dissociation des organes arrive, et tout finit par l'expulsion de détritus, de lambeaux ramollis et de débris solides ; ou bien, par la déorganisation et la fonte de ses parties molles, le fœtus réduit à son squelette se conserve indéfiniment ; ou enfin, subissant une dernière transformation préparée par la stéatose de ses éléments, il se saponifie et n'offre plus à l'œil qu'une matière molle, ductile, blanchâtre, qu'on appelle gras de cadavre et souvent adipocire.

Il nous reste maintenant à entrer plus profondément dans l'étude de cette altération et à en suivre les phases successives.

1er Stade. — La période du début de la macération comprend une durée d'environ dix à douze jours ; voici ce qu'on peut observer sur un fœtus expulsé dans cet intervalle : l'emsemble des formes extérieures est peu modifié ; les chairs ont gardé presque leur fermeté ordinaire, le ventre est assez dur, quoique déjà déprimé, la tête n'est pas aplatie, les os du crâne ne vacillent ni ne chevauchent, la face n'est pas ridée. Autour de l'ombilic, au scrotum, aux grandes lèvres, la coloration s'est foncée, elle est d'un rouge brun. On trouve des phlyctènes larges, violettes, demi-transparentes sur le ventre, aux membres et au cou, signe que l'infiltration des tissus progresse ; ces ampoules sont remplies d'une sérosité sanguinolente arrivée là par transsudation ; si elles viennent à crever, leur contenu se mêle au liquide amniotique dont elles altèrent l'apparence aussi bien que le meconium qui a pu s'échapper (1) ; de là, un très-bon indice de la mort du fœtus donné par l'écoulement d'eaux troubles, rougeâtres, pendant le travail. Assez souvent, les eaux se montrent limpides, bien que le fœtus suive bientôt avec des phlyctènes crevées, comme nous en citons un cas, ceci s'explique. La rupture des membranes s'est

(1) Si en pareil cas on recueille de ces eaux, et si on les traite soit par la chaleur, soit par l'acide nitrique, on y trouve beaucoup plus d'albumine qu'avant leur mélange avec la sérosité des phlyctènes.

faite alors que les bulles étaient encore intactes, puis le fœtus s'étant engagé et se trouvant fortement comprimé par les parois du canal qu'il traverse, ces bulles sont écrasées, et on voit alors couler leur contenu sanguinolent.

Dans le tissu cellulaire, dans les cavités, la sérosité est encore presque claire, peu louche, les viscères légèrement friables. Le cerveau offre l'aspect du premier degré du ramollissement, il s'affaisse déjà, et néanmoins le scalpel y laisse encore sa trace, et les parcelles qu'on coupe gardent à peu près leur forme.

Au microscope, on constate que les éléments spécifiques des tissus commencent à se déformer, à s'altérer; les granulations grises apparaissent sur quelques points, mais peu de granulations graisseuses, sauf peut-être au cerveau, où le processus passif va plus vite; là déjà, des dissociations d'éléments, du sang extravasé en myriades de petits points, un pigment abondant, amorphe, mais rarement des cristaux de matière colorante.

Obs. — Le 12 juin 1867, entre à la Clinique, salle des accouchements, Henriette S....., âgée de 19 ans, passementière, d'assez bonne constitution. Réglée depuis l'âge de 14 ans, elle signale des irrégularités fréquentes sous ce rapport, aussi lui est-il impossible de préciser le début de sa grossesse actuelle. Elle a eu déjà un premier enfant mort-né avant terme, environ à huit mois. Au mois de janvier dernier, elle contracta la syphilis et entra à Lourcine pour se faire soigner d'un chancre aux parties; elle y resta trois mois; aujourd'hui elle présente à la fourchette de la vulve deux petites plaques saillantes et comme végétantes, une roséole aux membres inférieurs, des ganglions manifestes à la région sous-occipitale gauche.

Le 8 juin, elle sentit les premières douleurs indices de l'accouchement, mais peu vives et assez distancées; le 11, sur le soir, le travail s'accusa d'une façon plus nette; le 12, à huit heures du matin le col était entièrement dilaté, les membranes fortement tendues; on ne pouvait reconnaître positivement la présentation. A ce moment M. Depaul rompit la poche; il s'écoula un flot de liquide clair, séreux et parfaitement transparent, circonstance à noter ici. Immédiatement on put diagnostiquer une présentation du siége, les deux pieds étaient facilement accessibles au doigt. Trois quarts d'heure après, l'accouchement se terminait sans autre circonstance digne d'être notée. L'enfant était mort et macéré.

Autopsie le 13 juin 1867. — Enfant du sexe masculin, poids 1,420 gr. longueur 0,38. La teinte générale est rouge foncé, le scrotum plus brun, ainsi que la région voisine de l'ombilic; le ventre bombé, assez dur. Les tissus sont œdématiés, infiltrés. Le cordon est grisâtre, mais avec sillons rouge foncé. L'épiderme, d'un blanc grisâtre, est enlevé au ventre, au thorax et au flanc gauche; les traits de la face sont légèrement ridés.

Dans les cavités, une abondante sérosité rougeâtre, brune, peu trouble, comme celle qui est sous-cutanée. Les parois de l'abdomen et du thorax sont infiltrées d'une sérosité semblable, mais moins foncée. Aux membres, les muscles sont d'un rose grisâtre, la graisse sous-cutanée est assez abondante et par petits îlôts séparés, comme d'ordinaire. Le tissu cellulaire ruisselle sous le scalpel, à cause de l'imbibition de ses vacuoles. Sous le cuir chevelu, on sent un liquide fluctuant qui forme une bosse proéminente, mais l'ensemble de la tête n'est ni déformé, ni aplati, les os du crâne ne vacillent ni ne chevauchent. Le cuir chevelu n'a pas cette laxité qu'on remarque souvent et s'applique assez justement au crâne; dessous est répandue une sérosité d'un rouge assez vif, plus vif que dans les cavités, à peine gélatineuse. Sur ce sujet, les différentes couches de tissus, jusqu'au périoste, sont très-serrées et forment comme une plaque homogène. Les méninges offrent la teinte groseille sur laquelle tranchent les rameaux noirâtres des capillaires. Les circonvolutions sont à l'état rudimentaire; on les devine à peine. La pulpe cérébrale a sa couleur normale à cet âge, sa consistance très-peu diminuée, nulle trace de congestion ni de pointillé; des capillaires nombreux s'y voient menus comme des poils de fraises. Dans le ventricule latéral droit, trois petits caillots hémorrhagiques de la grosseur de têtes d'épingles. Le cœur est gorgé d'un sang noir, d'une sorte de boue splénique, telle qu'il s'en trouve chez les asphyxiés. Dans le poumon droit, deux gommes syphilitiques évidentes à la vue, au toucher, aussi bien qu'à la coupe et au microscope. Dans les autres viscères rien de particulier.

Un détail à noter dans cette observation, c'est l'écoulement d'eaux bien transparentes : quand M. Depaul rompit les membranes, alors les phlyctènes du fœtus n'avaient pas été écrasées, elles le furent aussitôt qu'il s'engagea dans le petit bassin, et on put alors remarquer l'écoulement d'une sérosité troublée qui précéda de quelques instants l'accouchement.

Obs. — Au n° 9 de la Clinique est couchée Victorine M.., couturière, 27 ans, de bonne constitution, primipare. Entrée le 18 avril 1867, alors que le travail était commencé depuis la veille à midi, elle accoucha à sept heures et demie du matin d'un enfant mort-né. Au dire de cette femme, douze jours auparavant auraient cessé les mouvements actifs du fœtus; elle en avait fait la remarque à sa sage-femme; en même temps elle avait éprouvé d'assez fortes douleurs de ventre, des reins, une tension inusitée des mamelles avec picotements. Ces symptômes, unis à quelques autres détails moins précis, autorisent à s'en rapporter à cette déclaration. Elle avait eu constamment ses règles et sans modifications notables jusqu'au 20, malgré sa grossesse, dont elle était bien certaine.

Autopsie du 18 avril 1867. — Le fœtus pèse 2,750 gr., sa longueur est de 0,45 cent., le cordon de 0,55 cent. Enfant mâle. Le cordon est très-épais et d'une teinte vineuse foncée. Le scrotum, le ventre, la poitrine, offrent une coloration rouge moins marquée.

Une large phlyctène encore remplie de sérosité violette s'étend sur la jambe droite, de l'aine au talon, à la partie interne. L'abdomen, le thorax, le cou, les bras, la jambe gauche sont dépouillés en partie d'épiderme. Les joues en sont à peu près privées ainsi que les paupières.

Le ventre est aplati, flasque, déjeté de côté.

La tête très-allongée antéro-postérieurement, en arrière le cuir chevelu flottant rempli de liquide figure assez bien un bonnet phrygien. Le placenta est pâle, anémié, blanc-grisâtre, nuance qui tranche singulièrement sur la couleur rouge sombre qu'on lui connaît habituellement.

Les parois de l'abdomen sont infiltrées d'une sérosité rougeâtre très-abondante qui s'est épanchée entre les diverses couches qui la constituent. Les cavités du ventre et du thorax sont remplies de sérosité rouge vineuse un peu louche.

Le foie est pâle, jaunâtre, décoloré ; la rate est de même nuance, la consistance en est médiocre ; ces organes sont flasques, s'aplatissant un peu sur la table. Les reins ont leur tissu également décoloré.

Les poumons n'offrent rien de particulier ; le cœur est vide, très-mou.

La tête présente une bosse volumineuse remplie de cette espèce de substance gélatiniforme, gluante, qui rappelle par sa couleur et son aspect la gelée de groseilles trop cuite. Le périoste externe a perdu toute adhérence. Les os sont mobiles, chevauchant un peu les uns sur les autres ; le périoste interne détaché aussi. La pulpe cérébrale est couverte par les méninges d'un rose très-foncé ; au-dessous on voit sa couche superficielle, épaisse d'un demi centimètre, manifestement rose, avec un piqueté ou sablé rouge évident ; cette nuance va en se fondant insensiblement vers les couches profondes qui sont d'un blanc grisâtre de stuc assez ordinaire. Les circonvolutions se dessinent assez mal. La consistance est notablement diminuée, surtout au centre ; mais cependant il est possible encore d'en détacher des espèces de tranches qui gardent à peu près leur forme.

Examen microscopique. — Dans le foie les éléments propres ont à peu près disparu ; les cellules contiennent de la graisse et du pigment, elles sont déformées, irrégulières, voilà pour celles qui existent encore. L'aspect de l'organe est d'un brun très-foncé.

Au cœur, les fibres sont altérées, les stries peu visibles, les granulations grisâtres et même graisseuses déjà en certaine quantité. Une partie des fibres musculaires est détruite. Il y a des endroits où la paroi cardiaque commence déjà à se réduire en bouillie ; alors, dans le champ du microscope, apparaissent ces gros corps granuleux, dits de Gluge, qu'on prenait jadis pour les résultats d'une inflammation, mais qui ne sont en somme que des éléments normaux en voie de régression, ou peut-être des granulations graisseuses accumulées, puis des granulations libres et quelques cristaux de margarine.

Dans la rate, on voit des cristaux d'hématoïdine en aiguilles, des granulations graisseuses par petits amas, un petit nombre de granules libres ; néanmoins on reconnaît parfaitement les éléments propres de l'organe. La coloration en est plus rouge que celle du foie.

Au cerveau on constate des éléments nerveux dissociés, des débris de tubes, du sang extravasé dont les globules rouges sont déformés, mais peu de corps granuleux, sauf sur quelques points des parois des vaisseaux.

Il faut remarquer sur cette observation combien est rapide dans certaines circonstances le processus de la dégénérescence graisseuse dans quelques organes. Il serait difficile de dire, si, antérieurement à la mort, un travail morbide spécial n'avait pas déjà préparé cette métamorphose, ce qui en expliquerait le progrès, mais le fait en lui-même est digne d'attention.

Dans les observations suivantes que le défaut d'espace ne nous permet pas de donner ici *in extenso*, mais que nous publierons sans doute un jour, nous relevons quelques circonstances partilières.

Obs. — Rose P....., accouchée à la Clinique, lit n° 13, le 24 mars, d'un fœtus masculin pesant 1,700 gr., long de 0,44 cent. Ce fœtus est encore au premier stade de la macération ; cependant le foie et la rate sont amincis, flasques, flétris, réduits intérieurement presque à l'état putrilagineux ; le cœur est gonflé de sang noirâtre, épais, comme de la confiture mal cuite.

Obs. — Marie D....., placée à l'Hôtel-Dieu, salle Saint-Pierre, n° 2, accouche le 2 janvier 1867 d'un fœtus macéré ; plusieurs phlyctènes se voient aux cuisses ; les muscles, contre l'ordinaire, présentent une teinte rouge comme phlegmasique, au lieu de l'aspect gris-blanchâtre de chair lavée.

Obs. — Berthe K....., couchée à l'Hôtel-Dieu, salle Saint-Pierre, lit n° 10, donne le jour, le 21 janvier, à un enfant mâle à peine au septième mois. Mêmes caractères qu'au précédent. Mort depuis neuf jours.

Lempereur.   5

Obs. — Marie M......, lit n° 15 de la Clinique, arrivée à huit mois et demi de grossesse, surprise par des attaques d'éclampsie, expulse, le 28 mai, un fœtus du sexe féminin qui porte des phlyctènes à la nuque. Les muscles sont violacés à la coupe; le foie énorme, gorgé d'un sang noir; le cœur vide. Au cerveau, la couche superficielle, d'une épaisseur d'un demi-centimètre, est d'un blanc mat comme du stuc; les masses profondes au-dessous ont l'aspect rosé, avec piqueté rouge très-visible, et de nombreux filets capillaires qui tranchent sur la teinte circonvoisine.

2e *stade*. — Il s'étend à peu près du dixième jour au quarantième. Les altérations s'accentuent sur tous les points. On ne trouve plus de phlyctènes, car elles se sont rompues d'elles-mêmes dans la cavité utérine. L'aspect du corps est notablement changé : il est gonflé, imbibé, boursoufflé par des liquides; il est mollasse, s'affaissant de droite ou de gauche, le ventre aplati, déjeté en tous sens comme une vessie demi-pleine qu'on placerait sur sur une table; la tête est comme écrasée latéralement, le nez, les oreilles plates, les os du crâne disloqués, mobiles, jouant les uns sur les autres. L'épiderme est enlevé, non-seulement au ventre, aux pieds, aux mains, mais aux flancs, à la région lombaire, au thorax, au cou, à la face (nous suivons dans cette énumération l'ordre dans lequel les parties du corps sont successivement dénudées) le cuir chevelu résiste encore, et il faut une certaine pression du doigt pour le faire glisser sur les plans osseux et l'arracher; la peau du visage est ridée, l'enveloppe crânienne est soulevée, flottante, elle semble beaucoup trop large pour la boîte qu'elle recouvre. La coloration de la peau est d'un rose violacé, un peu marbré, d'un brun noirâtre à l'abdomen, aux parties génitales externes, au cordon, quelquefois au cou.

Une infiltration considérable de sérosité s'est fait jour partout : le tissu cellulaire, les interstices des muscles en regorgent, et elle ruisselle le long du scapel, les cavités abdominale et thoracique en sont remplies; elle est plus rouge, plus brune et surtout plus louche et plus trouble qu'à la première période, nous l'avons vue, dans certains cas, d'une teinte ocreuse et terreuse.

Le foie (1), la rate, les reins sont sensiblement ramollis, flas-

(1) Au sujet des transformations régressives que subit l'organe hépatique après la mort du fœtus, il y aurait tout un travail spécial à

ques, mous; la pince à dissection les pénètre facilement en les saisissant. Ils sont diversement colorés, suivant les causes de mort; cependant en général on les trouve plus pâles, comme ané-

faire et pour lequel nous possédons déjà bon nombre de documents; placé ici, il eût été, par son étendue, en disproportion avec les autres parties. Déjà, d'ailleurs, ces transformations ont été étudiées par M. Gubler, et il en donne le résumé dans une note insérée dans la thèse (*) de M. E. Vidal, note que nous reproduisons textuellement :

« Au premier abord, on reconnaît une profonde altération du foie, qui offre un aspect flétri, une grande flaccidité et une diminution notable. Parfois la mollesse de l'organe est telle qu'il semble ne devoir sa forme qu'à celle du sac séro-fibreux qui l'enveloppe. J'ai vu la capsule de Glisson soulevée en certains endroits par de la sérosité rousse, comme l'épiderme cutané dans la brûlure ou dans les phlyctènes des affections gangréneuses. Ordinairement la couleur du foie rappelle les teintes feuille-morte, ou la couleur connue en peinture sous le nom de terre de Sienne. Sur le fond jaune rouge on distingue quelquefois, immé-diatement sous le péritoine ou la capsule fibreuse très-mince, des points gris, du volume d'une pointe d'épingle, faisant un léger relief, et formés de granules amorphes qui m'ont paru assez réfringents pour être de la matière grasse.

« Dans la masse du tissu hépatique, il est difficile, lorsque l'altération est avancée, de rencontrer une cellule d'enchyme parfaitement en-tière. Alors même qu'il en existe, elles sont souvent tellement dissi-mulées sous des globules ou des granulations de matière grasse, ainsi que sous des débris informes d'éléments en voie de transformation regressive ou nécrosique, qu'il est bien difficile de les reconnaître. On y parviendrait plus aisément en traitant la préparation par l'éther. Les cellules, encore bien conformées et intactes, sont d'ailleurs chargées et comme farcies de matière granulo-graisseuse. Dans la râclure du tissu de l'organe, on rencontre tous ces éléments avec de la graisse solidifiée, mais amorphe, et n'ayant rien de la cristallisation régulière de la cholestérine.

« Tels sont les caractères offerts par le foie quand il a subi, à la suite de la mort du fœtus, des transformations rétrogrades ou régressives arrivées à peu près à leur dernier terme.

« Mais, à un degré moins avancé, l'altération est nécessairement moins évidente et moins générale. On retrouve pourtant toujours dans les points où elle se prononce davantage, et la couleur feuille-morte et la flaccidité indiquée tout à l'heure, ainsi que la fonte et la résolution en granules graisseux d'un certain nombre de cellules d'enchyme. Il serait possible après des études comparatives, d'arriver à la déter-

(*) Thèse pour l'agrégation de 1860, *Syphilis congénitale*, par E. Vidal.

miés. Le cœur a beaucoup changé, sa consistance est fort diminuée, ses parois sont devenues pulpeuses comme une chair de
coing, désorganisées, violacées ; à peine si on reconnaît un muscle.
Dans la cavité crânienne, les méninges se laissent déchirer avec
une certaine facilité : la masse encéphalique est très-ramollie,
elle ne garde sa forme qu'autant qu'elle est contenue dans
ses enveloppes, sinon elle roule en grumeaux épais, de grosseur
variable, qui s'amoncèlent irrégulièrement, s'étalent sur la table
comme si l'on versait de la marmelade ou du riz cuit. A ce degré
toutefois, la matière cérébrale ne s'étend pas encore en nappe, à
la façon d'une substance diffluente ou liquide, aussi les doigts
peuvent-ils en retenir des parcelles grosses comme un pois, une
noisette. Les parties centrales apparaissent aux yeux avec une
nuance d'un gris sale, uniforme, semée de grumeaux blanchâtres.

Au microscope, les caractères ne sont pas moins saillants : outre
la déformation de certains éléments, on en trouve d'autres complétement en voie de regression. Dans les viscères, les corps granuleux de Gluge abondent ; on les retrouve dans le cerveau, dans
le cœur. De plus les granulations graisseuses se multiplient ; d'a-
bord disséminées, elles se rapprochent et s'accumulent ; elles
se produisent surtout dans la masse encéphalique, probablement
aux dépens de la myéline, en même temps que les tubes nerveux
se dissocient et se fragmentent. Dans les muscles mêmes, on

mination approximative de la durée du séjour du fœtus dans l'utérus
après la mort, d'après le degré des transformations dont il s'agit.

« Cette altération rétrograde du foie n'a rien de spécifique ; elle succède à la mort et ne dépend pas directement de la syphilis qui a tué
le fœtus.

La couleur de la glande hépatique, dans les cas de ce genre, pourrait faire songer à l'affection que j'ai décrite, mais c'est le seul rapport
qui existe entre les deux altérations : on ne trouve ici ni la dureté, ni
la demi-transparence qui appartiennent à l'infiltration plastique ; loin
de là, la mollesse, ai-je dit, est extrême, et le tissu est complétement
opaque, même en couche excessivement mince. »

Nous aurions été heureux de trouver dans cette appréciation remarquable un plus grand degré de précision : car, même en admet-
tant sans réserve ces modifications dans la couleur, la consistance, la
texture et les éléments de l'organe, le point important pour nous était
d'en retrouver la date et d'en suivre la marche.

peut déjà saisir un commencement d'altération, quoique bien
peu marquée; la matière colorante se montre sous la forme
cristalline; sur tous les points le processus se développe.

Obs. — Le 25 juin 1867 entre à la Clinique, — lit n° 23, — Constance
R....., couturière, âgée de 23 ans, de bonne constitution. Elle a eu déjà
un premier enfant il y a quatre ans, à terme. Habituellement bien réglée depuis l'âge de 16 ans, huit jours par mois, elle a vu pour la dernière fois à la fin du mois de janvier, cependant elle paraît enceinte
de plus de cinq mois. Les premières douleurs se montrèrent le 24 juin
à quatre heures du soir, la rupture eut lieu à trois heures dix minutes
du matin et la terminaison à trois heures et demie. Le travail avait
duré onze heures vingt minutes. L'enfant était venu par le siége. La
délivrance dut être hâtée artificiellement pour arrêter une hémorrhagie qui devenait inquiétante.

Il y a six semaines environ cette femme avait fait une chute violente dans un escalier : depuis lors elle ne sentit plus remuer son enfant, le ventre cessa de s'accroître, et enfin, symptôme que nous observons pour la première fois, depuis lors, tous les jours sans exception, après chaque repas, elle était prise de vomissements parfois si
prompts qu'elle avait à peine le temps de quitter la table ; elle rendait
la plus grande partie de ses aliments. Avant son accident rien de pareil n'existait ; on ne soupçonne d'ailleurs aucune autre cause d'avortement.

Autopsie le 25 juin. Enfant du sexe féminin, pesant 1,010 gr., longueur 33 centim. Odeur fade plus caractérisée que d'habitude. Les
tissus sont très-ramollis, très-infiltrés, surtout au côté gauche, le ventre
se déjette de côté et d'autre comme une masse inerte, la tête est très-
aplatie latéralement, les traits écrasés ; les oreilles, le nez déprimés
appliqués contre les plans osseux, la peau du visage est ridée et paraît
trop large. Les yeux affaissés, ternis. L'infiltration œdématense est visible surtout aux mains, aux cuisses, au cou, même avant toute inci-
sion ; les chairs sont gonflées, tuméfiées, luisantes, comme on l'observe dans les furoncles et les phlegmons. Le cou est violacé, noirâtre, imbibé de sérosité. Il y a une bosse sus-crânienne énorme,
quoique le fœtus se soit présenté par le siége. L'épiderme est enlevé
au ventre, aux membres et à la région lombaire. Le cordon, l'abdomen, le thorax offrent une coloration d'un rouge brun parsemé de
points jaunâtres, qui donnent l'aspect du granit: ces points sont de
petits îlots de graisse d'une transparence marquée.

Le tissu cellulaire est complétement pénétré de sérosité, d'une coloration semblable à celle de la groseille, les vésicules adipeuses se
détachent nettement sur ce fond limpide ; du côté gauche, l'épaisseur
des téguments est ainsi devenue triple. Au cou, c'est déjà presque gélatineux et plus foncé en couleur, l'épaisseur y va jusqu'à 3 centim.

Les muscles sont d'un gris rose, blanchâtre, comme de la chair lavée.

Dans les cavités, une sérosité brune comme du vin coupé les remplit.

Le foie es pâle, jaune, d'une teinte qui se rapproche de celle des foies gras, il est évidemment beaucoup plus petit qu'à l'état normal chez le fœtus ; d'une mollesse remarquable, très-friable sous la pince. La rate est comparativement volumineuse, se laissant facilement écraser sous le doigt. Les reins présentent la même nuance : le rein gauche atrophié n'a que la moitié de volume du droit.

Le thymus, les poumons, le cœur ont une belle coloration rose ; le cœur est entièrement vide, net comme s'il avait reçu un filet d'eau ; ses parois sont molles, presque pulpeuses. — Sous le cuir chevelu, une sérosité gélatiniforme abondante, brune, mais non encore noire, constitue une bosse allongée ; les os disloqués chevauchent les uns sur les autres. — Périoste sans adhérence. A peine s'il y a quelque légère trace de circonvolutions cérébrales ; les deux hémisphères sont mollasses, retombant à droite ou à gauche, suivant les mouvements imprimés au crâne, d'un aspect rosé gris sous les méninges. La pulpe cérébrale est amorphe, pareill à un fromage très-mou, mais cependant non diffluente, à la façon de l'huile épaisse ; elle se répand en gros grumeaux qui roulent les uns sur les autres : les uns gris, les autres d'un blanc sale tirant sur le jaune. A la base, la coloration est plutôt grisâtre.

Obs. — Le 15 février 1867, entre à l'Hôtel-Dieu, salle Saint-Pierre, n° 26, Marie P....., couturière, âgée de 24 ans, née à Bourges. Sa grossesse date du commencement de septembre et n'a rien offert de particulier, sinon depuis trois semaines une bronchite intense qui provoque chez elle de violents efforts de toux. La cessation des mouvements de l'enfant, selon elle, remonterait à la même époque. Les premières douleurs se firent sentir le lundi 11, mais l'accouchement n'eut lieu que quatre jours après, le 15. Elle a déjà eu une fausse couche et un enfant à terme. C'est une femme d'un tempérament médiocre.

Autopsie. Enfant du sexe masculin, longueur 0,41, membres assez volumineux. Le ventre est mou et aplati, très-brun aussi bien que le cordon et les testicules ; on trouve une phlyctène à la jambe gauche ; l'abdomen, les pieds, les mains, ainsi qu'une large portion du dos, sont dénudés d'épiderme.

Dans l'épaisseur des tissus et dans les cavités, il y a une sérosité brune analogue au jus de pruneaux. Le foie est foncé en couleur et ramolli ; la rate encore davantage ; les poumons et le cœur présentent une teinte brune presque aussi marquée, les parois cardiaques sont pulpeuses.

Dans la boîte cranienne, la sérosité est plus claire, une couche gélatiniforme entoure les circonvolutions et comble les sillons de séparation ; le cerveau est très-ramolli, s'affaissant sans pouvoir conserver sa forme, mais il ne coule pas à proprement parler.

Examen microscopique. — Le foie flasque, mou, légèrement verdâtre, présente à l'examen microscopique des granulations grises et graisseuses, toutes de très-petit volume. Il n'est pas possible d'y trouver des cellules. Cette altération a une grande analogie avec celle que l'on observe dans certains cas d'ictère grave atrophique (atrophie aiguë du foie).

Le cœur offre la même flaccidité également remarquable. Au microscope, il n'y a pas trace manifeste de fibres musculaires, mais des granulations, les unes grisâtres, petites, les autres plûs volumineuses, plus réfringentes. En quelques endroits on aperçoit encore les contours des fibres, mais c'est impossible d'y voir la moindre trace de striation.

Pas d'altération appréciable à l'œil nu ; cependant un peu d'opacité au niveau des points d'insertion des valvules sigmoïdes de l'aorte.

Le poumon. La trame du tissu conjonctif existe encore ; elle est infiltrée de granulations graisseuses abondantes et de granulations grisâtres analogues à celles dont il a été fait mention. On ne trouve pas trace d'éléments cellulaires.

Obs. — Au lit n° 17 de la Clinique est couchée une femme de 30 ans, perçeuse d'orfévrerie, de constitution médiocre, déjà mère de cinq enfants. La veuve A....., quoique menstruée assez régulièrement, ignore cependant la date de sa grossesse. Le 10 mars 1867, le travail se déclare nettement, et au bout de sept heures elle expulse un enfant mort-né. Deux heures auparavant, au moment de la rupture des membranes, on avait vu s'écouler des eaux troubles et sanguinolentes (mélange du liquide amniotique, du sang, de la sérosité des phlyctènes et du méconium). La mort de cet enfant remonterait au 10 février, suivant la mère, car à cette date elle l'avait senti remuer d'une manière insolite et même douloureuse, et du malaise s'en était suivi, ainsi que la cessation des mouvements (une circonstance particulière avait encore précisé ces souvenirs dans son esprit).

Autopsie. Fœtus du sexe masculin, poids 1,100 gr., longueur 0,38, cordon, 0,39. Ramollissement général du corps, mais moins considérable que d'ordinaire ; infiltration et imbibition des tissus ; aplatissement du ventre et de la tête, corrugation des téguments de la face, mobilité des os du crâne. La peau semble comme disséquée, séparée.

Les diverses parties du corps sont dénudées de leur épiderme, les pommettes des joues même ne sont pas épargnées. La coloration du ventre est livide, blanchâtre.

A l'ouverture de l'abdomen, chose curieuse, on ne trouve pas de sérosité, les viscères sont comme si l'on en avait exprimé tous les sucs. Dans la cavité thoracique il y a une sérosité rougeâtre.

Le foie est visiblement altéré, il y a des taches blanchâtres bien visibles à l'œil nu. Il est d'ailleurs beaucoup moins volumineux qu'à l'état normal, mince, noirâtre, flasque, de consistance molle, comme celle des poumons dont il n'a pas la tenacité. Les ilots blanchâtres qu'on distingue sur les tranches se détachent nettement sur le fond brun de l'organe.

La rate est molle. Les reins sont encore d'une mollesse plus grande; ils sont très-foncés en couleur.

Le cœur est pâle, d'une grande flaccidité, le poumon violacé, flétri et comme affaissé sur lui-même.

Dans la boîte crânienne, une sérosité rouge assez abondante; périoste non adhérent; la pulpe cérébrale d'un gris rose, très ramollie comme une bouillie épaisse, un putrilage grumeleux, non diffluent cependant tout à fait. Les méninges se déchirent très-facilement.

Sous le cuir chevelu, un épanchément gélatiniforme peu coloré, surtout à l'occiput.

Au microscope, on voit la graissé accumulée dans les cellules du foie et faisant saillie en certains points; les cellules ne paraissent pas détruites, mais modifiées, la trame a peu changé.

Les fibres musculaires montrent encore leurs stries et leurs faisceaux distincts, et la granulation y commence à peine. — En somme, l'état des tissus paraît être absolument le même que celui de notre observation, page 73, mais ici l'altération est à peu près identique dans tous les organes, ce qui n'avait pas lieu dans le cas que nous venons de citer.

Il faut noter que la mère était atteinte de syphilis, qu'elle portait au moment de l'accouchement deux plaques muqueuses à l'anus, et que, d'autre part, elle avait déjà, pour ce, subi un traitement à Saint-Louis.

Obs. — Le 6 mars 1867 entre à la Clinique, lit n° 22, Hortense S....., de Courtray (Belgique), 28 ans, journalière, de bonne constitution. Le 15 août 1866 elle a eu ses dernières règles; le 6 mars elle ressent les premières douleurs, les membranes se rompent à onze heures, et, après un travail de six heures, elle accouche d'un enfant macéré.

La cause de cette mort paraît inconnue; la mère nie toute maladie antérieure, syphilis ou autre, elle s'en prend à de vifs chagrins domestiques, un mariage manqué. Depuis quinze jours elle n'avait plus perçu de mouvements actifs, le ventre s'était abaissé, et quelques autres indices auraient trahi la mort de l'enfant.

Autopsie. — Fœtus du sexe féminin, poids 1,150 gr., longueur 0,38 cent., cordon 0,28 cent. Infiltration générale du corps, flaccidité marquée des tissus, aplatissement du ventre. L'épiderme est enlevé aux membres en grande partie et sur quelques points du tronc, du cou et du dos. A la face, la peau est ridée et lâche, les traits déformés, le nez et les oreilles comme écrasés; les os du crâne sont mobiles et chevauchent les uns sur les autres.

L'abdomen, le cordon, les organes génitaux externes ont une coloration brune; dans les cavités, une abondante sérosité de teinte moins foncée, jus de pruneaux, et déjà trouble. La rate est très-molle et s'écrase très-facilement sous la pulpe des doigts.

Les reins sont d'une consistance beaucoup plus ferme, l'un est plus gros que l'autre. Le foie a l'aspect fort brun, sa texture ne semble pas modifiée, il n'est que peu ou pas ramolli, mais tout son petit lobe est envahi par une induration qui en comprend toute l'épaisseur et se révèle à la surface par un large piqueté blanchâtre qui rappelle bien ce que Wagner a désigné sous le nom de syphilome miliaire.

Le cœur est très-flasque et très-mou ; les poumons rosés, un peu affaissés.

Sous le cuir chevelu un épanchement gélatiniforme, de teinte carminée sombre, analogue toujours à ces confitures mauvaises d'épicier, comparaison qui s'impose inévitablement à l'esprit. Le périoste externe a gardé une certaine adhérence. Le cerveau présente une masse colorée superficiellement comme le ventre avec des sillons plus noirâtres remplis d'une sorte de gelée groseille ; nulle trace de circonvolution. La pulpe cérébrale est coulante, fluide ; aussi les deux hémisphères, tant qu'ils sont contenus dans les méninges, se rejettent de droite ou de gauche comme des vessies demi-pleines. La boîte crânienne est beaucoup trop large pour ces lobes. A l'intérieur, une apparence grumeuse blanche avec teinte rose terne ; on dirait un pus grisâtre, mal lié, une espèce de crême tournée.

Rarement pareille diffluence s'est offerte à nos yeux, tant elle est complète. Les méninges excessivement ramollies s'étirent en lambeaux sous les pinces. Le périoste interne est moins adhérent.

Au microscope, le foie présente une destruction complète des cellules; des granulations grises, des granulations graisseuses abondantes sont accumulées les unes près des autres. Des cristaux de matière colorante s'y trouvent mêlés. Il est à regretter que nous n'ayons pas examiné le petit lobe induré pour constater la nature de l'ulcération que l'on soupçonnait être syphilitique, mais la chose a été impossible.

Dans la rate, il y a également destruction complète des éléments ; elle est littéralement infiltrée de taches de matière colorante, brunes, noirâtres.

Au cœur, les fibres sont devenues granuleuses, cependant elles sont distinctes encore.

Une tranche du cartilage épiphysaire de l'épitrochlée nous montre des vaisseaux granuleux à leur surface et des cristaux aciculaires d'hématine en différents points ; ces cristaux sont dans la matière amorphe et non dans les cellules cartilagineuses qui sont toutes granuleuses avec leurs noyaux.

Les muscles paraissent peu altérés, la striation en est très-apparente ; les stries sont beaucoup plus noires qu'à l'état ordinaire, beaucoup plus apparentes. Il y a très-peu de granulations.

En résumé, pour M. Lancereaux, qui a bien voulu nous prêter son concours dans cet examen, il y aurait chez ce fœtus une maladie locale ou localisée, dont l'action s'est concentrée particulièrement sur certains organes ; ainsi le foie et la rate ont eu tous leurs éléments détruits, et il faut y reconnaître une destruction pathologique, car les autres organes, les poumons, le thymus, les muscles sont à peine touchés, ils sont simplement granuleux et toujours reconnaissables. Quant aux centres nerveux, nous avons vu qu'ils étaient tombés dans un état sans proportion avec celui du reste de l'organisme, ce n'était plus qu'une émulsion nerveuse, un délaiement de matière cérébrale, sauf que la présence de la matière colorante, des teintes rosées bien sensibles indiquaient manifestement un processus accompli avec une rapidité exceptionnelle et sous l'influence de conditions antérieures qui nous échappent.

Dans la série d'observations qui suit, que nous avons recueillies aussi exactement que les précédentes, nous ne donnons que le sommaire et les rares circonstances qui se détachent des caractères communs ordinaires.

Adèle P...., accouchée à la Clinique. lit n° 2, le 25 mars, d'un fœtus féminin pesant 1,070 gr., long de 0,37 cent. Ce fœtus, arrivé au deuxième stade de la macération, est dans les conditions ordinaires : le cerveau offre à peine trace de circonvolution ; la pulpe a gardé une certaine consistance, elle n'est pas encore diffluente ; c'est une bouillie, mais épaisse, d'une teinte rose sale, blanchâtre, et d'apparence graisseuse à la surface. Mort depuis vingt jours.

Louise P....., syphilitique, lit 32 de la Clinique, met au jour, le 19 mars, un fœtus d'environ sept mois, au deuxième stade de la macération. Ses paupières son tuméfiées et violettes ; la substance cérébrale demi-fluide.

Rose L....., n° 1 de la Clinique, accouche d'un fœtus de 0,37 le 6 avril. Sa mort remonte à une vingtaine de jours. Les parois abdominales sont noirâtres dans leur épaisseur ; le cerveau putrilagineux comme une marmelade, un peu rosé. Les viscères très-ramollis. Cette femme a offert à l'observation un signe peu fréquent, la fétidité de l'haleine.

Thérèse D..., lit 24 de la Clinique, accouchée, le 5 décembre 1866, d'un fœtus de 0,34 cent., macéré, a présenté un cas de dégénérescence fibro-graisseuse du placenta ; elle avait beaucoup souffert pendant sa grossesse. Cas douteux quant à la date de la mort.

Marie V...., lit 1 de la Clinique, met au monde, le 11 décembre 1866, un fœtus macéré au deuxième degré, très-avancé, poids 1,200 gr.; mort depuis environ six semaines. Placenta altéré, très-petit, densité insolite, compacte ; il n'y a pas de cotylédons marqués ; il est presque lisse, offrant des plaques d'un gris-jaunâtre ; il y a évidemment altération des villosités choriales.

Véronique S....., à l'Hôtel-Dieu, salle Saint-Raphael, n° 12, accouche le 18 décembre, d'un fœtus macéré, longueur 0,36 cent. Mort probablement depuis quinze jours.

Femme N....., à l'Hôtel-Dieu, salle Saint-Pierre, n° 13, expulse, le 18 décembre, un fœtus d'environ cinq mois et demi, longueur 0,25 c. Le cerveau est une véritable bouillie. Mort depuis vingt-sept jours.

Françoise M....., à l'Hôtel-Dieu, salle Saint-Pierre, n° 9, accouche d'un fœtus d'environ sept mois, deuxième degré de la macération, mais très-avancé. La date de la mort est incertaine, la nature des altérations se rapporterait presque au troisième stade.

Victorine S....., femme P....., à l'Hôtel-Dieu, salle Saint-Pierre, n° 24, accouche, le 22 janvier, de deux filles jumelles macérées, taille de 0,25 cent., grossesse d'environ sept mois.

V. P....., à l'Hôtel-Dieu, salle Saint-Pierre, n° 13, donne le jour, le 2 février, à deux jumeaux, l'un vivant, de 0,38 cent., quoique n'étant pas à terme, l'autre mort depuis plus d'un mois ; longueur 0,31 cent.

Sidonie D...., à l'Hôtel-Dieu, salle Saint-Pierre, accouche, le 22 février, d'un enfant très-macéré ; longueur 0,27, mort depuis un mois. Le cerveau est diffluent. Les traits sont singulièrement modifiés ; aspect sénile particulier. Chez un fœtus plus âgé les mêmes altérations indiqueraient certainement le troisième stade ; ici il faut nécessairement tenir compte de la mollesse naturelle des tissus à cet âge.

Annette S....., lit n° 31 de la Clinique, met au jour, le 16 avril, un enfant du sexe féminin, taille 0,40 cent. Il est macéré ; de plus on observe chez lui une ascite assez développée pour gêner l'accouchement ; aux poumons des ecchymoses sous-pleurales.

M. A. H....., syphilitique, lit n° 7 de la Clinique, accouche, le 7 mai, d'un fœtus masculin mort depuis dix-huit jours ; longueur 0,42 cent. Le cœur est énorme et plein d'une boue sanguine noirâtre, en même temps ses parois sont très-ramollies ; les parois abdominales apparaissent sous le scalpel presque noires. Trois mois avant l'avortement, la mère avait remarqué que déjà le lait coulait incessamment de ses mamelles.

Marie G....., syphilitique, lit n° 27 de la Clinique, accouche, le 18 février, d'un enfant mâle mort depuis une quinzaine de jours, peut-être moins, toutefois M. Depaul incline pour le premier chiffre les parois du cœur sont d'une flaccidité extrême. Il y a toutefois ici tenir compte de l'affection vénérienne, cause probable du dépérissement et de la mort de ce fœtus, pour apprécier le processus des altérations postérieures à la mort dont les ravages ont dû être plus rapides. Il ne serait donc pas impossible que la date de douze jours fût exacte.

3ᵉ stade. — Cette période de la macération commencerait pour nous vers le quarantième jour après la mort jusqu'au soixantième. A ce moment, toutes les altérations extérieures qui se sont développées progressivement dans le stade précédent sont arrivées à leur période d'état, elles sont simultanées. Dénudation épidermique qui porte sur tous les organes, le cuir chevelu même s'excoriant. Ramollissement excessif; aspect rougeâtre, marbré, violacé en plaques du derme. Couches gélatiniformes produites par la sérosité infiltrée dans les divers points du corps; liquide trouble et fortement coloré dans les cavités. Flaccidité, mollesse, flétrissement et retrait des viscères qui s'affaissent déjà contre la colonne vertébrale. — Diffluence extrême du cerveau qui touche presque à la liquidité des huiles grasses.

Les modifications histologiques sont surtout remarquables : les éléments anatomiques ne sont plus seulement déformés, altérés, passés à l'état granuleux, ils sont disparus pour la plupart dans le foie, la rate, les reins, le cœur; dans le poumon même si résistant les lobules ne se reconnaissent plus; les granulations graisseuses sont partout; dans les muscles, la dégénérescence se trahit déjà par la granulation grise qui les envahit. La matière colorante du sang, le pigment se montrent sous la forme cristalline, en fines baguettes élégantes; dans l'encéphale, il n'y a plus qu'une émulsion de substance nerveuse, le sang s'est mêlé à la graisse, y a laissé des cristaux, tandis que la coloration est devenue de plus en plus blanche.

Obs. — A l'Hôtel-Dieu, salle Saint-Raphael, n° 13, le lit est occupé par la femme V....., âgée de 26 ans, née à Paris, polisseuse. Déjà mère de trois enfants, elle a eu pour la dernière fois ses règles le 5 août 1866; sa grossesse suivit son cours normal, mais le 2 mars elle fit une chute assez violente, tomba lourdement sur un genou et sentit un contrecoup fort douloureux ; dès ce moment elle ne perçut plus le mouvement de son enfant. Le 17 au matin le travail se déclara, la rupture des membranes eut lieu dans la matinée et l'accouchement le soir.

Autopsie. — Enfant du sexe féminin, longueur 0,39 cent., aspect d'un fœtus de sept mois ; les membres sont très-grêles ; le corps est très-rouge et presque entièrement dépouillé d'épiderme, les joues elles-mêmes sont dénudées et le cuir chevelu s'enlève assez facilement ; l'infiltration des tissus est considérable. Les os du crâne sont très-mobiles et chevauchent les uns sur les autres ; on dirait que les téguments du crâne sont deux fois trop grands pour la tête. Aplatissement général des formes, tant au ventre qu'à la tête.

Aux premiers coups du scalpel on voit couler une sérosité assez épaisse, très-louche, très-trouble et d'une coloration brunâtre. Les parois abdominales infiltrées sont noirâtres.

Le foie est jaune grisâtre, flétri, aminci ; la rate de même. Le cœur d'une mollesse et d'une flaccidité excessives ; les poumons minces mais encore résistants.

Du côté du cerveau, les altérations sont surtout avancées ; le périoste, les méninges tombent en lambeaux sitôt qu'on les saisit, comme une toile qu'on a laissé pourrir dans l'eau. La pulpe cérébrale n'a plus de forme, plus de consistance ; c'est moins qu'une bouillie, c'est un liquide épais, un peu rosé, d'aspect homogène, coulant comme l'huile d'olive épaissie par le froid, s'étendant sur la table en une nappe uniforme, régulière, qui offre bientôt l'aspect du suif à demi figé. Inutile d'y rechercher aucune trace d'organisation.

Examen microscopique. — Dans le foie on constate des amas de matière colorante et des cristaux d'hématoïdine ; il n'y a plus trace de cellules, ce n'est plus qu'une agglomération de granulations graisseuses et de gouttelettes huileuses. La rate présente de larges plaques de pigment noir sur la paroi des vaisseaux et à leur voisinage, mais pas de cristaux. Les éléments qui subsistent encore sont très-petits, atrophiés et très-granuleux, les autres pour la majeure partie sont détruits.

Les reins sont très-altérés ; on retrouve encore des fragments de canalicules visibles et des glomérules qui sont très-granuleux. Les canalicules encore existants sont remplis de fines granulations graisseuses. Au cœur il reste quelques fragments de fibres musculaires, mais en très-petit nombre ; des granulations graisseuses très-fines les ont remplacées pour la plupart.

Les muscles sont à peine altérés ; la fibre est un peu gonflée, les stries transversales sont également noires, mais rien de plus.

Pour le cerveau, il était superflu de le soumettre à un long examen vu son état extérieur ; la présence de la graisse s'accusait par les taches que ce détritus laissait sur le papier, aussi bien que dans le champ du microscope.

Obs. — Au mois de février 1867, Hermance-Elisa D..... se pré
senta à l'Hôtel-Dieu pour y faire ses couches. Reçue dans la salle
Saint-Pierre, elle accoucha le 15, à neuf heures du soir, d'une fille
mort-née.

Autopsie. — Ce fœtus, d'une longueur de 0,36 cent., est très-macéré.
Le corps est excessivement mou, le ventre aplati, déjeté latéralement,
brun foncé aussi bien que le cordon et les bourses ; la tête semble
avoir été comprimée entre deux planches. Les téguments sont lâ-
ches, flottants, ridés ; le cuir chevelu en forme de bonnet phrygien
en arrière ; les os mobiles, disjoints, s'avançant l'un sur l'autre.
L'épiderme est presque partout enlevé, même jusqu'aux pommettes
des joues.

Aux premières incisions du scalpel, une sérosité jus de pruneaux et
trouble ruisselle des tissus, les parois abdominales paraissent noirâtres dans leur épaisseur. Liquide de même nature dans les cavités.

Le foie est petit, flétri, mou ; la rate s'écrase entre les doigts en la
prenant. Les poumons et le cœur sont à peu près de même nuance ;
les parois de ce dernier organe sont affaissées et appliquées l'une sur
l'autre comme des lavettes. A la tête, une matière brune gélatiniforme
constitue la bosse occipitale ; on dirait ces confitures d'épicier mal
cuites, grumeuses, noirâtres. Les périostes externes et internes ont
perdu toute adhérence ; les méninges cèdent et se déchirent par lambeaux. La pulpe cérébrale est liquide, coulante et offre sur la table
anatomique l'aspect d'une large mare de suif à demi figé. Le fond est
d'un gris sale, blanchâtre ; pas de coloration rose.

Les membres étaient d'un rouge violacé, marbré, toutefois les muscles qui semblaient granuleux à la coupe et mollasses avaient cette
teinte blanchâtre qui rappelle invariablement à l'esprit l'idée de la
chair de veau lavée ou des muscles de grenouilles.

Au microscope, le foie présente des granulations graisseuses abondantes ; les granulations grises y sont en moindre quantité. A côté, des
cristaux aciculaires comme nous en avons trouvé ailleurs dans le
tissu osseux ; la matière colorante du sang se voit sous la forme de
petites baguettes jaunâtres. Dans les poumons, il est impossible de
reconnaître encore la disposition des lobules. La trame se distingue
peu ; les granulations graisseuses y abondent aussi, et çà et là on retrouve quelques cristaux prismatiques d'hématoïdine.

Dans la boue blanchâtre liquide qui représentait le cerveau, il était
inutile de rechercher les débris d'une organisation disparue.

Les fibres musculaires du cœur ne se reconnaissaient plus, sauf
quelques linéaments incertains, interrompus et isolés. Celles des
membres étaient moins altérées, toutefois les granulations grises, le
pigment recouvraient en différents points les stries noirâtres.

Nous devons nous borner à l'étude de ces trois périodes, au
moins comme étude générale, le nombre de faits que le hasard a

mis sous nos yeux est trop peu considérable pour permetter de constituer d'autres stades et surtout pour tenter d'en fixer les traits caractéristiques. D'un autre côté, nous ne connaissons nulle part d'observations prises à ce point de vue et assez détaillées pour parer à l'insuffisance de nos ressources personnelles. Force nous est donc de négliger les faits généraux pour ne songer qu'à citer quelques cas particuliers. Nous nous retrouverons d'ailleurs en face de ces altérations arrivées à leur dernier stade dans le chapitre suivant, qui traite de la grossesse utérine prolongée.

Ce qu'il est possible d'entrevoir dès maintenant comme résultat général, c'est un ramollissement toujours croissant des organes, la destruction de certains éléments, la dissociation des tissus, la dislocation des parties, l'amincissement des viscères flétris, mollasses, ramenés presque à l'état membraneux, la liquéfaction des centres nerveux suivie de leur disparition progressive.

L'observation suivante pourra justifier cet aperçu, au moins dans ses données principales; elle est empruntée à Lamotte (obs. 353).

Obs. — Le 8 mars de l'année 1700, une dame grosse de sept mois ou environ, sortant de son carrosse, se laissa tomber sur le ventre ; comme c'était une grande personne, sa chute fut violente ; elle ne sentit ni douleurs ni tranchées le reste du jour, mais elle en eut quelques légères la nuit, qui augmentèrent le matin, ce qui l'engagea à m'envoyer prier de venir la voir pour lui en dire mon sentiment. Après que je me fus informé de la nature de ses douleurs et que j'eus su qu'elles ne se faisaient sentir qu'en la région ombilicale, sans que les reins ni le bas-ventre en souffrissent la moindre atteinte, sans qu'il vînt rien par les parties basses, me disant au surplus qu'elle sentait son enfant remuer vigoureusement, je lui conseillai de se tenir au lit et de prendre un lavement de petit lait avec 2 onces de miel violat, de manger une petite soupe avec un peu du blanc d'une jeune volaille seulement, pour ne se point trop remplir. Par ce moyen les douleurs cessèrent, cette dame se porta comme avant sa chute, disant sentir toujours son enfant. La couleur de son visage ne changea point, elle n'eut aucun dégoût, aucune pesanteur dans le ventre, soit qu'elle fût couchée ou debout, dormant tranquillement sans rêves ni inquiétudes, et enfin elle ne sentit rien d'extraordinaire pendant le reste du temps de la grossesse et jusqu'à ce que les neuf mois fussent accomplis. Pour lors, elle sentit quelques légères douleurs dont elle me fit donner avis. Je me rendis aussitôt auprès d'elle ; les douleurs augmentèrent, les membranes s'avancèrent, les eaux percèrent et l'enfant se présenta. Je lui demandai si elle sentait toujours bien son enfant, et elle m'assura l'avoir encore senti depuis que j'étais entré. Je trouvai le panicule chevelu de la tête de cet enfant qui s'avançait dans le passage, comme aurait pu faire une vessie pleine d'eau que j'aurais pu prendre pour les membranes qui contiennent les eaux, si je n'eusse pas été témoin de leur écoulement, et si, fondé sur le mauvais langage des sages-femmes de Paris, rapporté par M. Peu, j'avais cru comme elles qu'il y en eût eu de secondes. J'aurais sans doute ouvert celles-ci ; mais, dans l'examen que j'en fis, je m'aperçus que les cheveux tenaient à ces sortes de membranes, et cette espèce de tête ou de vessie s'étant avancée à mesure que les douleurs suivaient, sortit assez pour que je pusse lui donner quelque secours ; je fus surpris de la longueur et de l'étendue qu'elle avait ; à mesure qu'elle sortait du passage, paraissant pleine d'eau dans laquelle était la cervelle dissoute et les os coronal, pariétaux et occipital, qui tombaient en sortant du vagin dans cette espèce de vessie, en sorte qu'elle se trouva fort pleine, tant d'eau de la cervelle que de ces os, le tout pèle-mêle, à l'exception des os de la face que je tirai en entier avec le reste du corps, qui ne me fit nulle peine. Je m'informai de nouveau si véritablement la malade avait senti remuer son enfant depuis si peu de temps, comme elle me le venait de dire, elle me répéta qu'oui sûrement ; je ne doutai plus, après une telle confirmation d'une femme d'esprit, et à laquelle la douleur n'avait causé que peu d'émotion, qu'il n'y eût un second enfant, et ce qui me le persuada davantage fut la résistance que je trouvai à l'arrière-faix ; j'introduisis ma main pour m'en instruire ; je ne trouvai qu'un très-petit délivre tout desséché, et si adhérent aux parois de la matrice que j'eus beaucoup de peine à le tirer en son entier, et ainsi finit cet accouchement.

L'enfant ne paraissait avoir qu'environ sept mois, mais il était si desséché qu'il semblait que l'on avait appliqué sa peau sur son visage et sur tous les os, après en avoir ôté les chairs. Je ne doute pas que la chute de la mère n'ait causé la mort à l'enfant, qui peut-être ne mourut pas aussitôt qu'elle fut faite, mais il s'affaiblit peu à peu, et ne mourut qu'après que toutes les chairs et les humeurs se furent consumées.

Il n'y avait point de corruption parce que la matrice se conserva close, et l'air n'y ayant pu pénétrer, les eaux servirent comme de saumure et empêchèrent l'enfant de se corrompre, selon le sentiment de M. Mauriceau, et les prétendus mouvements dont les femmes qui sont en cet état s'aperçoivent et qui leur persuadent que leur enfant est en vie, sont les effets d'une fermentation qui se fait dans ces humeurs par leur long séjour.

Nous avons jugé inutile de nous arrêter spécialement sur les cas de grossesse gemellaire, dans lesquels il y a eu mort et macération d'un fœtus seulement. A une certaine époque, c'étaient là des faits regardés comme étranges et sources d'appréciations fort inexactes; aujourd'hui que nous en connaissons beaucoup, nous n'y trouvons rien qui ne rentre dans les règles ordinaires. Le fœtus mort, subit, en cette occurrence, absolument les mêmes altérations que s'il n'était point au contact d'un jumeau vivant, et très-rarement on a noté des particularités dignes de remarque à ce sujet. Il y a une observation de Schmitt, prise à la clinique d'accouchements de Vienne, publiée en 1813, dans la *Gazette médico-chirurgicale de Salzbourg*, t. I, qui concerne une de ces grossesses gemellaires : l'un des enfants naquit vivant, l'autre très-macéré et avec son placenta même putréfié, y est-il dit; par ce dernier détail, c'est l'exemple le plus curieux que nous connaissions, mais il y a un *desideratum*.

5° Altérations du fœtus dans la grossesse utérine prolongée.

Jusqu'ici nous n'avons exposé que des faits en harmonie avec les idées reçues, parfaitement explicables par la science, et justifiés par de nombreuses observations; le sujet que nous allons étudier est loin d'offrir les mêmes avantages.

En avançant que la grossesse utérine peut, en certains cas, se prolonger des mois et des années, nous émettons une proposition qui soulève de nombreuses objections et paraît en contradiction avec les données scientifiques, toutefois nous espérons l'établir sur des faits authentiques et incontestables. Si ces faits existent, la question est résolue. Ce ne sont ni les considérations spéculatives, ni les hypothèses ingénieuses, mais de bonnes observations qui répondent à toutes les difficultés et à toutes les impossibilités : *ars tota in observationibus.*

Tout a été dit sur la susceptibilité et l'irritabilité si grandes de l'utérus à l'état de plénitude, sur sa tendance irrésistible à se débarrasser de son contenu à un moment donné, sur sa résistance à tous les moyens employés contre l'évacuation; cependant, nous le répétons, il est possible que cet organe, dans certaines conditions encore indéterminées et assez rares, conserve un produit de conception au delà du temps normal de la gestation.

La rétention de ce produit frappé de mort n'est pas nécessai-

Lempereur.   6

rement fatale à la mère et peut même se concilier avec un état de
santé relativement bon.

Ce produit conservé dans la cavité utérine peut, ou bien subir
la macération et une décomposition lente, ou bien se dessécher
et se réduire au squelette; ou bien s'enkyster et se durcir, transformation cependant qui n'est pas bien démontrée.

C'est à établir la vérité de ces trois propositions que seront con-
sacrées les pages suivantes.

L'anatomie comparée nous fournit des données précieuses auxi-
quelles on nous permettra de prêter quelque développement;
car, sans vouloir tirer de conclusions absolues des animaux à
l'homme, les faits que cette étude apporte n'en ont pas moins
une grande valeur; ils montrent la possibilité du fait, son inno-
cuité relative; ils créent enfin une présomption favorable à l'opinion que nous cherchons à faire prévaloir. Nous n'aurons pas non
plus à leur demander autre chose que de préparer le terrain.

Voyons donc ce qui se passe chez les animaux sous ce rapport.

Si nous considérons les mammifères des classes supérieures et
les plus rapprochées de notre espèce par leur organisation, la
vache, la brebis, la chèvre, nous observons chez eux la gestation
utérine prolongée et les divers phénomènes qui en sont la conséquence. Et, qu'on veuille bien le remarquer, cette observation ne
date pas d'hier, elle a été faite dès longtemps par les médecins,
les vétérinaires aussi bien que par les agriculteurs. Les faits
abondent.

En 1649, écrit Bartholin, M. J. Huswing, pasteur à Frédericks-
bourg, avait une vache dont les signes de plénitude disparurent
à l'époque du vélage, et son ventre s'affaissa sans qu'on s'aperçût
de la sortie du veau. Quelque temps après, on tua cette vache pour
la cuisine : on trouva les os dans la matrice entièrement dépouillés
des chairs et desséchés.

Sherman, dans les *Transactions philosophiques* de 1709, cite un
fait pareil : dans l'utérus se retrouvèrent les os du veau parfaitement séparés de toutes les parties molles, même des cartilages et
sans aucune apparence d'humidité.

Il y a mieux, cette connaissance était alors si vulgaire dans les campagnes, surtout parmi les herbagers de la Normandie, qu'on la retrouve dans différents traités à leur usage.

Nous lisons dans *Le parfait bouvier*, par Boutrolle, publié en 1766 :

«Il y a des vaches qui ne sont point *ouvertes*, c'est-à-dire qu'il n'y a point assez de passage pour aller chercher le veau, qui, restant dans le corps de la vache, se racornit comme une boule. La vache ne périt point pour cela, en en ayant grand soin; mais il y en a beaucoup qui périssent quand, au lieu de se racornir, il tourne en corruption. La vache qui porte son veau racorni dans la *vélière* ou *portière* ne demande plus le taureau : il est facile d'y être trompé dans un marché, et de l'acheter encore pour une *amouillante*; car on trouve le veau au tact, et du lait d'*amouille*, dans la mamelle pendant plus de deux mois et même trois; mais au tact vous devez sentir qu'il est immobile et mort. Il faut garder ces sortes de vaches près de dix mois ou un an à les bien nourrir, surtout quand le veau se racornit; car elles mangent bien peu et deviennent extrêmement maigres en quinze jours de temps. Au bout de dix mois ou avant, si l'herbe est venue, on mettra ces sortes de vaches à l'herbe pour *graisser* et elles engraisseront comme les autres. Les bouchers trouveront encore le veau racorni dans la *vélière*. »

En 1785, Coquet, vétérinaire à Neufchâtel, publie une observation probante sur ce sujet; en 1793, Gervy, vétérinaire à Gannat, en donne une autre; il note que la substance cérébrale ressemblait à de la chaux éteinte. En 1796, Gilbert lit à l'Institut l'observation d'une vache tuée à la ferme nationale de Rambouillet et dans la matrice de laquelle on trouva les os d'un veau d'environ quatre ou cinq mois parfaitement dépouillés des chairs. La vache ne donnait aucun signe de la présence de ces os dans la matrice et avait été tuée, attendu son embonpoint.

En 1797, le 22 floréal, une autopsie curieuse fut faite à l'établissement rural de Sceaux par plusieurs membres de l'Institut.

J. B. Huzard en a donné les détails dans les *Mémoires de l'Institut*, an V, sous ce titre :

*Observations et remarques sur un veau qui est resté mort et intact dans
la matrice près de quinze mois après le temps du vélage.*

Nous les résumons rapidement :

Le 18 prairial an IV, Larmande, vétérinaire à Nonant (Orne), écri-
vit à J.-B. Huzard, membre de l'Institut, qu'il venait d'observer sur
une vache de la commune des phénomènes dignes d'attention. Cette
vache, après avoir dépassé le terme du vélage d'environ quinze jours,
donna cependant signes de terminaison : les enveloppes se rompirent,
les eaux s'écoulèrent, la vache fit des efforts considérables pour
véler; les pieds antérieurs du veau se présentèrent et sortirent hors
de la vulve ; mais ses efforts furent inutiles ou impuissants ; elle ne
véla point, et les pieds rentrèrent dans la matrice. Au bout de quelque temps, la .mort du veau fut constatée. Le vétérinaire, trouvant
l'animal amaigri et très-faible, ordonna quelques breuvages excitants
et bonne nourriture. Ce traitement rendit les forces et l'appétit à la
vache ; son maître la mit alors à la pâture pour l'engraisser.

Larmande ne la perdit pas de vue pour savoir ce qu'il en advien-
drait.

Le 21 messidor, dans une deuxième lettre, il indiquait que le ventre
était un peu diminué, et que la vache n'était point entrée en chaleur
depuis l'époque où elle devait véler ; elle engraissait.

Le 20 fructidor, troisième lettre ; on sentait une tumeur en forme
de boule et très-dure. — C'est alors qu'on voulut suivre l'observation
de plus près. Avec l'autorisation du ministre, l'animal fut acheté et
arriva à Sceaux le 9 frimaire an V; il y avait neuf mois et demi que
le temps du vélage était passé.

On la suivit et on l'observa avec le plus grand soin, pendant les
mois de ventôse, germinal, floréal; elle mourut le 22 floréal, fort
amaigrie, à la suite d'une inflammation gangréneuse des intestins
grêles, quinze mois après l'époque où le vélage aurait dû avoir lieu.

L'autopsie fut faite avec tous les soins possibles, en présence de
cinq témoins, membres de l'Institut. Voici ce qu'on trouva :

L'utérus, placé à gauche, formait une masse ronde très-dure. Ce
viscère enlevé, dépouillé de tout ce qui l'entourait, avec les deux ovai-
res et,le commencement du vagin, y compris le fœtus, pesait 39 kilog.

Avant de l'ouvrir, nous avons remarqué que le col était très-sain
et très-exactement fermé, tant parce qu'il était étroit que parce
qu'une portion du veau, que nous reconnûmes ensuite être un des
boulets intérieurs, le bouchait intérieurement, en sorte qu'il y a lieu
de croire que l'air extérieur ne pouvait point y pénétrer.

La matrice étant ouverte, en suivant la direction du veau ; nous
avons trouvé ses membranes et celles du fœtus confondues, adhérant
intimement les unes aux autres, épaisses et dures, jusqu'au point

d'être cartilagineuses dans quelques endroits. Vers la partie antérieure ou vers le fond du côté droit, ce viscère était ramolli et infil-
·tré d'une matière lymphatique, épaisse, qui en avait distendu et
relâché le tissu dans l'étendue de 12 à 13 centimètres. Cette infiltration présentait l'aspect d'une partie qui est en voie d'ulcération pro-
chaine. Les bords étaient durs et adhérents au péritoine.

Le veau, contenu dans la corne gauche de la matrice, était dans sa
position naturelle, si ce n'est que les jambes de devant étaient croi-
sées et pliées sur leurs canons près des genoux, et que la tête était
placée un peu obliquement, de manière que le front répondait à l'orifice, et que le bout du nez portait sur le fond, à quelque distance
du col.

Cette position de la tête, qu'il aurait été aisé de rétablir par un
léger tour de main au moment où les symptômes du velage se sont
manifestés, paraît être la seule cause qui s'y soit opposée.

Le pied droit s'était frayé un passage à travers une des enveloppes,
vraisemblablement au moment de sa rentrée dans l'utérus. Cette enveloppe épaissie formait une forte bride transversale derrière le boulet.

A l'endroit où le mufle et le tranchant des dents antérieures pe-
saient sur la matrice, il s'était formé anciennement un abcès qui
renfermait encore une matière purulente épaissie. Cet abcès, qui
était sans doute dû à l'irritation continue des dents sur ce viscère,
et le séjour du pus, avaient occasionné l'ulcération de cette partie,
un engorgement plus considérable en cet endroit, la destruction du
bord externe des alvéoles et la chute des dents, dont deux seulement
tenaient encore dans leurs alvéoles : une autre, échappée de sa
cavité, était implantée par sa racine et très-adhérente dans la matrice.

Celle-ci était elle-même fortement adhérente au veau dans tous ses
contours. Le veau était tellement replié sur lui-même, et le viscère
l'enveloppait de toutes parts si exactement, qu'il n'y avait pas le
moindre vide. En les détachant l'un de l'autre, des portions de la
membrane interne restaient adhérentes au veau, ou les poils s'enle-
vaient avec la membrane interne.

Nous avons comparé les dents avec celles d'un veau de quarante
jours de naissance : elles étaient à peu près de même grosseur.

La vulve, le vagin, le col de la matrice, l'intérieur de ce viscère et
le cordon ombilical ne présentaient rien de particulier.

J'ai fait, avec le citoyen Desplas, quelques observations sur ce veau
que je crois devoir ajouter ici.

Il pesait seul 35 kil., malgré ce qu'il paraissait avoir perdu, et ce
poids est celui d'un fort veau à terme.

Il était en effet bien constitué, et les dents étaient plus fortes qu'elles ne le sont ordinairement à cette époque. C'était un mâle.

L'espèce de gluten qui l'entourait était, pour ainsi dire, desséché ;
il formait un sédiment jaunâtre, une sorte de couche sur la peau,

entre les poils qui étaient peu adhérents. Ce n'est que le quatrième
jour après l'extraction de la matrice, et le séjour du veau dans un
lieu humide, par une température douce, que ce gluten a commencé
à s'humecter et à s'attacher aux doigts, et c'est dans les endroits où
le poil avait été enlevé qu'il s'est d'abord humecté.

A cette époque, le veau n'exhalait encore aucune odeur putride,
mais seulement une odeur de viande fade et renfermée.

Les viscères du bas-ventre étaient resserrés et très-diminués de
volume par la pression que les jambes postérieures exerçaient sur
cette partie. Le meconium contenu dans les intestins était solide, et
presque tout porté vers le rectum ; il a été longtemps à se délayer
dans l'eau ; il contenait des poils.

La peau enlevée, la viande était belle, fraîche, blanche, plus même
que celle d'un veau quelques heures après sa naissance, ce qui était
sans doute la suite de l'espèce d'expression qu'elle avait essuyée de la
part de la matrice ; elle n'avait point de mauvais goût. Le périoste,
autour des grands os, des os longs surtout, était détaché ; il n'adhérait
qu'à leurs extrémités à l'endroit de la jonction des épiphyses. Une
humeur visqueuse et rougeâtre était interposée entre l'une et l'autre ;
elle était plus abondante et plus fluide au bout de quatre jours et
n'avait qu'une odeur fade.

Les yeux étaient affaissés, les membranes du globe renfoncées dans
l'orbite, et il n'y avait plus de trace d'aucune espèce d'humeur, pas
même de cristallin.

La peau était usée sur la partie antérieure et latérale interne du
boulet droit qui portait sur le col de la matrice ; l'articulation était
ouverte et le cartilage articulaire du canon également usé en cet endroit, ainsi qu'à la partie postérieure et latérale externe par le frot-
tement de l'os du paturon.

La partie supérieure externe et antérieure du canon était usée obliquement, ainsi que les os plats du genou qui y répondent et qui étaient
beaucoup plus en avant que dans l'état naturel. C'est cette articulation qui paraissait faussée.

La peau de la mâchoire inférieure sur chacune des arêtes de l'os
était fendue et usée, ainsi que le périoste, de manière que l'os était à
découvert dans une longueur de 6 centimètres. L'endroit où l'adhérence avait encore lieu est marqué dans les os par une trace rougeâtre.

Toute la partie antérieure externe des alvéoles était détruite ou
usée, mais non cariée, car ces parties n'avaient point la moindre odeur
de carie.

Les poils détachés de la peau usée se sont collés aux os, de manière
qu'ils paraissent y tenir comme à la peau ; quelques-uns y sont même
implantés dans les pores par leur plus grosse extrémité, comme s'ils
y avaient pris naissance. On remarque surtout cet effet à la partie

externe de la branche gauche de la mâchoire et au canon, à l'endroit
où l'os est usé à l'articulation du boulet.

Nous ne poursuivrons pas plus loin cette démonstration qui
nous semble complète.

On a de pareilles observations sur les brebis, sur les hases,
etc. (1) avec autopsies, elles n'ajouteraient rien à ce qui précéde.
Nous nous croyons donc autorisé à regarder la gestation prolongée dans l'utérus comme possible et incontestable pour les
espèces animales voisines de la nôtre.

Il nous reste maintenant à achever notre démonstration en ce
qui concerne l'espèce humaine. Nous avons sous les yeux un
choix d'observations recueillies par nous à ce dessein, le défaut
de place nous force à nous limiter et à n'en donner que quelques
unes *in extenso*; c'est à dessein que nous en citons du siècle dernier, bien que celles de notre temps eussent pu suffire amplement; on y trouvera la preuve que l'idée de la grossesse utérine
prolongée avait été acceptée et vérifiée par nombre de bons es-
prits.

Nous trouvons dans *Guy's hospital Reports*, tome V 1847, une
observation très-complète à ce sujet.

Le Dr Oldham fut appelé le 30 juin 1845 auprès d'une dame de
41 ans; mariée à 19 ans, elle était accouchée, un an après, d'un fœtus
de sept mois; puis elle avait eu deux avortements. Quelque temps
après, accouchement à sept mois. A partir de ce jour, plusieurs fausses
couches à divers intervalles (elle en eut à peu près vingt). A l'âge de
32 ans, nouvelle grossesse. accouchement à sept mois. Quatre ans
après, nouvel accouchement à terme. Cette dame se croyait encore
enceinte au mois de juin 1845. Elle avait fait appeler son accoucheur
le 26 juin, à cause de l'écoulement d'une certaine quantité d'eau; mais
celui-ci trouva le col de l'utérus fermé et l'utérus sans contraction.
Pendant quatre jours l'état fut le même. M. Oldham, appelé à cette
époque, constata que l'abdomen était le siége d'une douleur diffuse
et était distendu comme au neuvième mois de la grossesse. L'utérus
formait, dans le vagin, une tumeur arrondie, à travers laquelle on sentait la tête du fœtus. Le col utérin était raccourci et son orifice per-

On en trouvera notamment divers cas intéressants dans les *Éphémérides des curieux de la nature*, ainsi : *De anatome ovillorum utero-
rum embryis intus sceletis (dec. 2, anno 7, obs. XX et obs. V, p. 155 du
supplément.)*

mettait la libre entrée du doigt, de sorte qu'on pouvait se mettre directement en rapport avec la tête du fœtus ; pas de fièvre, pas de chaleur anormale ; les seins étaient durs et gonflés, comme au troisième
jour après la délivrance, et fournissaient du lait ; le fœtus était mort,
ainsi que le prouvaient l'auscultation et l'absence de mouvements actifs. Douze jours après, l'auteur fut appelé auprès de cette dame : l'accouchement n'était pas fait ; le vagin fournissait depuis huit jours un
liquide brunâtre d'une horrible fétidité et quelques gaz. La malade
était plus faible ; pouls fréquent, face animée. On sentait à travers les
parois abdominales les diverses parties du fœtus ; le col de l'utérus
permettait l'introduction de deux doigts, et l'on distinguait les os de
la tête qui commençaient à se dissocier. Le seigle ergoté, les frictions
sur l'abdomen, ne réussirent pas à réveiller les contractions de l'utérus et à déterminer l'expulsion du fœtus ; le galvanisme et la dilatation mécanique ne réussirent pas davantage. Dans ces circonstances,
M. Oldham fit faire, dans l'intérieur de l'organe utérin, des injections
répétées, destinées à entraîner la substance cérébrale en putréfac
tion. Les jours suivants, on put extraire le placenta avec le cordon
ombilical putréfié, puis les os du crâne, tout un bras, plusieurs côtes,
une grande partie de la colonne vertébrale, et quelques os de l'autre
bras. L'abdomen diminuait chaque jour de volume ; l'écoulement per-
dait de sa fétidité et devenait puriforme. Bientôt les forces de la malade, que l'on était parvenu à soutenir avec des toniques, commencèrent à décliner. Vers la fin de septembre, l'amaigrissement et la
faiblesse étaient extrêmes ; l'abdomen était sensible à la pression, et
la miction était douloureuse. La tumeur abdominale n'avait plus que
le volume d'une orange, était dure, compacte, mieux circonscrite ;
elle se sentait presque immédiatement derrière les parois abdominales ; ce qui fit penser à M. Oldham que la paroi interne était ulcé-
rée et que les os du fœtus s'étaient échappés dans le petit bassin. Il
conclut en même temps, d'après les douleurs vives que la malade
éprouvait en urinant, que la vessie était intéressée. La mort eut lieu
le 26 septembre, après des vomissements répétées, trois mois environ
après l'établissement du travail.

Autopsie. En divisant les parois abdominales sur la ligne médiane,
au-dessous de l'ombilic, on ouvrit un kyste qui renfermait un assez
grand nombre d'os, au milieu d'un putrilage épais et brunâtre. Ce
kyste était formé en avant par la partie inférieure des parois abdominales et par la vessie ; en haut, par l'intestin grêle et l'épiploon,
dont les adhérences étaient extrêmement faibles ; en arrière, par la
paroi postérieure de la cavité utérine. L'organe utérin, mesuré en arrière, avait 4 pouces de longueur. Le corps, porté en arrière, était
enveloppé par de fausses membranes, et le col était assez large pour
admettre le petit doigt. Toute la paroi antérieure de l'utérus manquait,
à l'exception de la lèvre antérieure qui complétait l'orifice, par lequel

on pénétrait dans l'intérieur du kyste. La vessie était amincie dans un point et la perforation était imminente. L'ovaire gauche était sain ; les appendices de l'utérus, du côté droit, étaient soudés intimement, de manière à ne pouvoir être séparés. Les os qui étaient renfermés dans le kyste étaient ceux d'un fœtus à terme ; ils étaient entièrement débarrassés des parties molles, et formaient une espèce de masse ovalaire, dense et compacte.

Il est presque inutile de faire remarquer combien cette observation présente de choses curieuses et rares. Une femme, parvenue au terme ordinaire de la grossesse, ne voit pas s'établir le travail de l'accouchement. La lactation s'établit cependant comme lorsque la grossesse est terminée, la matrice reste passive et incapable d'agir ; le fœtus reste enfermé dans cet organe comme dans un kyste ; il s'y putréfie et s'y détruit peu à peu. La paroi antérieure de l'utérus s'ulcère, et la vessie est sur le point d'être perforée elle-même, lorsque la malade succombe à l'épuisement et à une péritonite intercurrente. La seule question qui se présente ici est de savoir si le fœtus était dans la cavité utérine, ou s'il était placé en dehors de cette cavité, comme dans la grossesse interstitielle par exemple. Mais l'examen par l'abdomen et par le vagin ne pouvait laisser aucun doute à cet égard : non-seulement le col utérin avait participé au développement de l'organe, mais encore ce col était entr'ouvert, et il était facile d'arriver par là jusqu'à la tête du fœtus, qui était couverte par ses membranes. Pendant trois mois, il fut facile de vérifier le fait, puisque le doigt, introduit par l'orifice utérin, rencontrait les derniers débris du corps du fœtus (*Archives*, 1847).

Burdach a publié, d'après Voigtel, une observation analogue de rétention du fœtus dans la matrice.

Le Dr Cheston en donne deux autres dans les *Transactions médico-chirurgicales*, tome V, p. 104 à 129 (1). Nous les avons traduites avec tout le soin possible, mais elles ont laissé du doute dans notre esprit : dans la première, une certaine dame Cowler, devenue enceinte en 1738, ne put accoucher à terme malgré de vives douleurs, elle garda son enfant 52 ans et mourut en 1798. L'au-

____

(1) *Histoire d'un enfant retenu dans le sein maternel cinquante-deux ans au delà du temps ordinaire de la grossesse*, par Richard Brown Cheston, médecin de l'hôpital de Glocester, 1814.

topsie fut faite et les détails en sont fort curieux. Il paraît bien
que le développement de l'enfant s'était fait dans la cavité utérine, mais ce qui se passa ensuite est obscur; à l'ouverture du
corps on trouva le fœtus dans un kyste osseux superposé à la matrice, presque en communication avec elle, la matrice allongée
en une sorte de canal au-dessous. S'était-elle rompue primitive-
ment, ou bien, y avait-il eu dilatation progressive de son fond? il
est impossible de le déterminer. — Dans la deuxième, une femme
de 25 ans, Jane Hawer, déjà mère, se trouva sur le point d'accoucher dans l'été de 1795, mais le travail n'aboutit pas. Elle avait
perdu des eaux sanguinolentes, qui continuèrent à couler par in-
termittence pendant quinze mois. Les règles reparurent en 1799.
Redevenue enceinte en 1800, elle ne put accoucher, il fallut arracher l'enfant avec les crochets; c'est à la suite de cette opération qu'elle rendit des matières très-fétides avec les os du premier fœtus. L'autopsie ne put être faite.

Obs. — En 1734, le Dr Bompar (1) publia la relation d'une grossesse
utérine de quinze ans. — « Dans l'année 1719, la femme d'un boutonnier
fut prise soudainement de douleurs pour accoucher, à la vue de sol-
dats qui venaient arrêter son mari. Comme ces douleurs n'étaient pas
bien vives, dit le médecin, je me déterminai à laisser agir la nature;
elles durèrent deux jours avec de longs intervalles. Quand ces douleurs
furent cessées, elle reprit le train de ses affaires. En 1720, huit ou
neuf mois après les premières tranchées, la femme en ressentit encore
de semblables. Le bas-ventre avait conservé à peu près le même volume; comme rien ne pressait, je la laissai encore cette fois. Depuis
ce temps-là, le volume de son ventre ayant toujours été en dimi-
nuant, elle a joui d'une bonne santé, n'ayant été sujette qu'aux maladies des saisons et à quelques autres accidents, sans qu'il ait paru
que sa grossesse ait eu part à ses indispositions dans l'espace de
quinze ans. Elle mourut enfin le 1er mai 1734, et j'obtins de son mari
l'ouverture de son corps. A l'ouverture de l'abdomen, la matrice se
présenta comme un sac de 5 pouces de longueur sur 3 d'épaisseur.
L'ayant touchée, je sentis, à travers l'épaisseur de ses membranes, un
corps étranger avec beaucoup d'inégalités aiguës et raboteuses. J'ouvris la matrice longitudinalement. L'orifice interne avait plus d'un
pouce d'épaisseur et était dur comme du cuir. Vers cet orifice, il me
tomba dans la main un grand nombre d'épiphyses que je pris d'abord
pour des pierres. Ensuite un fémur se présenta nu, sans aucun reste
de téguments, de muscles, de périoste, ni d'épiphyses. Remontant

(1) *Journal de Verdun.* 1734, juillet.

vers le fond de la matrice, je trouvai divers os confusément placés, tant des extrémités inférieures que des supérieures. La plus grande partie des côtes étaient nues, décharnées et séparées, surtout du côté gauche ; celles du côté droit étaient encore attachées aux parties contenantes de la poitrine et à quelques lambeaux du diaphragme. Un lobe du poumon était encore entier. Les vertèbres étaient séparées les unes des autres et divisées chacune en presque autant de parties qu'elles contiennent d'apophyses. Étant arrivé à la tête, je remarquai les os du crâne également décharnés. Des deux pariétaux, l'un s'était glissé dans l'autre, et ils contenaient le coronal partagé en deux, l'occipital, les deux temporaux, le sphénoïde et l'ethmoïde, dont les apophyses étaient toutes détachées. Les parties contenues des trois ventres étaient si fondues qu'il n'y avait rien de reconnaissable. La substance du cerveau et les autres parties molles étaient fondues dans les eaux de la matrice et avaient enduit les parties osseuses d'un suc gras et jaune. Le tout était sans odeur.

Telles étaient les parties de ce fœtus, que je conjecture n'avoir perdu la vie que vers la fin du septième mois, tant par la grosseur des os, que parce que je trouvai la tête placée dans le fond de la matrice, où ils étaient même adhérents ; ce qui me fait conclure que l'enfant n'avait pas encore fait la culbute. »

Obs. — Le Dr G.-J. Penker fit connaître (1) l'histoire d'une grossesse utérine qui durait depuis plus de trois ans.

« Dans l'année 1821, la dame dont il s'agit étant arrivée au terme de sa grossesse, ressentit les premières douleurs de l'accouchement ; on sentait la tête de l'enfant à travers l'orifice du col qui ne se dilata pas ; ce travail se prolongea six semaines avec des intermittences, puis tout se calma ; la femme reprit ses occupations habituelles, mais elle ne remarqua plus de mouvements de l'enfant ; les règles reparurent au dixième mois. En 1822, l'utérus paraissait avoir perdu sa sensibilité ; en 1823, l'état était resté le même, la dame refusant absolument de se soumettre à un accouchement forcé. — La terminaison de cette singulière gestation ne nous est pas connue. Au mois d'octobre 1822, Penker, en examinant sa malade, avait trouvé l'orifice de l'utérus situé au-dessus de la symphyse du pubis, incliné obliquement à droite, le fond de cet organe à gauche, la paroi postérieure réduite à l'épaisseur d'un double feuillet de papier par la pression que la tête exerçait contre elle, ce qui l'avait fait descendre profondément dans le petit bassin, de sorte qu'elle n'était plus qu'à un pouce et demi de l'entrée du vagin. »

Il est regrettable que quelques détails de plus n'aient pas mis davantage le diagnostic en lumière.

(1) Septembre 1824. *Allgem. Medizin. Annal.*

Obs. — Le soir du 3 avril 1842, dit le Dr William Jameson, je fus mandé auprès de Mme R....., femme d'environ 30 ans et mère de quatre enfants vivants, pour une douleur très-vive dans le ventre, qui revenait à des intervalles réguliers, et qui durait cinq minutes d'ordinaire à chaque crise. Ces douleurs avaient commencé dès le matin après déjeuner. Je trouvai Mme R..... au lit ; il y avait un peu d'accélération dans le pouls ; la langue était nette ; l'abdomen n'était en aucun point douloureux à la pression, mais il était développé, et je reconnus l'existence d'une tumeur solide, dure, qui remontait jusqu'à l'ombilic, qui me parut plus molle quand la douleur cessa, et que j'attribuai à une grossesse. En appliquant le stéthoscope sur le ventre, j'entendis, après un examen assez long, un souffle placentaire dans la fosse iliaque droite ; mais je ne pus percevoir les battements du fœtus. Cependant je crus à une grossesse et à un accouchement prochain. Mme R..... regarda la chose comme impossible, puisque sept semaines auparavant elle était accouchée d'un enfant qu'elle nourrissait : elle refusa de se laisser examiner le vagin ; je sus néanmoins que, depuis la seconde partie du jour, elle rendait un peu de sang, qu'elle avait pris pour l'apparition des menstrues.

Comme j'étais convaincu que la tumeur était à l'utérus, et que cet organe cherchait à se débarrasser de quelques corps étrangers, j'ordonnai une potion huileuse, et je sortis pour rendre compte au mari de Mme R..... de mon opinion. Nous étions à causer, quand on vint en toute hâte me chercher pour Mme R....., et j'arrivai pour voir sortir, pendant une douleur, la tête d'un fœtus qui se présentait avec les membranes intactes ; et, dans une seconde douleur, le fœtus, les membranes et le placenta furent expulsés simultanément. J'ouvris aussitôt la poche, qui contenait une petite quantité de liquide amniotique, et j'y trouvai un enfant mâle, mort à environ six mois de gestation, dont la peau était ridée et noirâtre, mais sans décomposition putride, et qui avait 8 à 9 pouces de longueur. Le cordon était petit, friable ; mais le placenta paraissait, par son volume, appartenir à un fœtus venu à terme et bien portant. L'utérus se contractait bien : je plaçai une serviette autour de l'abdomen et j'administrai une potion opiacée.

J'appris alors les détails suivants : quatre accouchements antérieurs n'avaient présenté aucune circonstance extraordinaire et s'étaient terminés en quelques heures. Le dernier enfant était un garçon de sept semaines que Mme R..... nourrissait, et qui était né le 13 février dernier. En l'absence de son médecin ordinaire, elle avait été accouchée par une sage-femme : le travail avait été terminé en quatre heures ; le délivre était venu dix minutes environ après la naissance de l'enfant, sans hémorrhagie ultérieure ; elle s'était rétablie et avait repris ses occupations habituelles aussitôt que dans ses premiers accouchements ; mais elle avait remarqué que sa taille n'avait pas beaucoup diminué. Sa santé générale avait continué à être bonne ;

elle avait du lait aussi abondamment que les autres fois, et elle avait engraissé pendant l'allaitement. Les règles avaient paru pour la dernière fois à la fin d'avril 1841, et comme elle était accouchée le 13 février, quarante-deux semaines s'étaient donc écoulées entre la dernière époque de la menstruation et la naissance de l'enfant.

En relevant les circonstances remarquables de cette observation, le Dr William Jameson ne manque pas d'insister sur la cessation des douleurs après la naissance du premier enfant; l'absence d'inconvénients résultant du séjour dans la matrice du second enfant, séjour qui ne fut pas soupçonné, et enfin la venue du second enfant environ deux mois après, au bout de quarante-neuf semaines ou onze mois révolus depuis la conception. — (*Archiv.*, série 3, t. XV.)

Obs. — Rétention d'un fœtus et d'une portion du placenta dans la cavité utérine pendant plus de deux ans, par Shorland (*London Medical and Surg. Journ.*, sept. 1832).

Jeanne Finney était au huitième mois de sa grossesse quand, dans les premiers jours de janvier 1828, par suite d'une vive frayeur, elle fut prise des douleurs de l'enfantement; elles s'accrurent pendant les cinq jours suivants; on la saigna; le travail s'arrêta quarante-huit heures, puis reprit, et le 14 au soir elle accoucha d'un enfant mort ; il fallut arracher le placenta et une hémorrhagie abondante s'ensuivit.

Quelque temps après les mêmes douleurs tout aussi violentes reparurent : le ventre était toujours aussi volumineux qu'avant l'accouchement, le médecin y soupçonnait quelque fragment de placenta oublié dont il attendait l'expulsion spontanée. Mais les douleurs continuèrent à intervalles rapprochés ; il y avait en même temps un écoulement continuel par le vagin d'un liquide vert foncé et fétide ; au bout de cinq ou six mois, une masse volumineuse de tissus s'échappa à travers la vulve ; mais douleur et écoulement continuèrent, l'expulsion d'autres masses suivit.

En février 1830, l'utérus était encore dur et développé, son orifice dilaté et bouché par un os large qui arrêtait le doigt; il fut entraîné par une espèce de débâcle de liquides accumulés dans l'utérus, accumulation qui se faisait toujours au moment des règles. Quelques jours après, d'autres débris furent évacués de la même manière. Alors l'utérus parut débarrassé. La malade, fort affaiblie, se rétablit cependant par un régime réparateur, et vers la fin de la même année elle redevint enceinte. — (*Arch.* II, 3, p. 451.)

Obs. — Rétention d'un fœtus putréfié dans l'utérus pendant un mois, par le Dr L.-H. Harris.

Une négresse fut prise sur la fin de sa grossesse d'une petite perte de sang avec douleurs qui se prolongèrent durant cinq jours, alors elles s'accrurent tout à coup, 11 novembre 1836.

Le Dr Harris fit une saignée qui procura un léger amendement.

L'orifice utérin était rigide et à peine dilaté ; le col formait un canal étroit long de plus d'un pouce ; on put sentir distinctement la tête de l'enfant enveloppée des membranes.....

Malgré la médication la plus active, cet état fâcheux persista, les eaux s'écoulèrent, l'enfant cessa tout mouvement. Dès le 15 novembre, des liquides à odeur fétide s'écoulèrent. Pendant les jours qui suivirent, la situation de la malade alla s'aggravant, mais sans que le travail avançât, le col toujours rigide. Le placenta fut éliminé vers le douzième jour, en partie putréfié. Vers le 10 décembre, une petite tumeur se montra au-dessous de l'ombilic ; elle fut incisée le 13 et le 14, de manière à permettre l'introduction de la main : la portion antérieure de l'utérus s'était enflammée et avait contracté des adhérences avec la paroi abdominale ; grâce à cette disposition, on put faire l'extraction du corps en pleine décomposition putride, mais il fallut faire pénétrer la main jusque dans la cavité utérine pour briser le crâne et en extraire les fragments. L'opération eut un heureux succès, et la malade se rétablit parfaitement.— (*Arch.*, II, 15, p. 233.)

Déjà le professeur Muller avait publié un cas semblable dans l'*American Journal*, tome IV, p. 512.

En 1833, Kjar, chirurgien dans le Jutland, en communiqua un autre à la Société royale de Médecine de Copenhague, publié dans le Journal de Siebold, 1835, tome XV : le fœtus resta deux ans dans la cavité utérine et s'y putréfia, puis sortit par la paroi abdominale. L'accouchement en ce cas n'avait pu se faire par les voies naturelles à cause de l'état cartilagineux du col qui s'opposait à toute dilatation. Les règles parurent presque pendant deux années.

Obs. — On lit dans les *Mémoires de l'Académie des sciences de Suède*, t. XXVIII, ann. 1767, l'observation suivante par Daniel Schulz, qui a été reproduite par Rol. Martin avec des planches :

Une paysanne, âgée de 46 ans, étant grosse pour la onzième fois, vers la fin de l'année 1756, sentit, au mois de septembre suivant, des douleurs pour accoucher ; mais ce fut en vain, car il ne sortit que des eaux sanguinolentes. Elle resta malade jusqu'en janvier 1758, qu'elle commença à se lever et à remplir les travaux domestiques, sentant cependant de temps en temps des douleurs violentes, surtout du côté droit. En juin 1765, l'écoulement sanguin cessa, la femme se porta assez bien l'été ; mais au mois d'août de cette année, elle fut prise du rétention d'urine et sentit de fortes douleurs comme pour accoucher, ce qui se termina jusqu'à la fin de l'année par un nouvel écoulement d'une humeur aqueuse et sanguine. Au commencement de 1766, elle sentit des spasmes violents dans tout le corps. On appela une sage-femme et un chirurgien nommé Humble : ils trouvèrent l'orifice de la matrice fermé. En faisant deux fois par jour, pendant sept semaines, des injections huileuses, ils vinrent à bout de le dilater : ils commencèrent à briser les os dans la matrice et par extraire, avec des membranes et du mucus, une masse dont la situation dans la région du dos avait empéché la sortie des excréments. Au mois de mars et d'avril, on tira en sept fois 128 pièces osseuses, plusieurs grumeaux de sang et six portions de membranes. La femme, quoique faible, a survécu à un travail aussi laborieux, et elle se portait très-bien l'été suivant. Ce qui prouve la vérité de l'observation, ce sont les attestations de la sage-femme, du chirurgien, du pasteur et du mari. Les débris furent montrés à la Société royale.

Schulz a joint d'autres exemples de semblables grossesses sur lesquelles nous n'avons pas à nous arrêter actuellement.

A ces observations nous pourrions en ajouter beaucoup d'autres données par leurs auteurs comme des exemples de rétention utérine. Mais trop souvent, contents d'avoir affirmé le fait, ils ont négligé de nous en fournir la preuve par des détails circonstanciés, ces observations sont donc pour nous comme non avenues, cependant il ne sera peut-être pas sans utilité de grouper ici quelques indications à ce sujet.

L'illustre Harvey qui avait recueilli tant d'observations justes sur les accouchements, n'hésitait pas à affirmer, d'après ce qu'il avait vu, la possibilité du séjour prolongé du fœtus dans la cavité utérine. Il déclare (1) que le fœtus peut se putréfier, se ramollir, se liquéfier pour s'échapper ensuite par la vulve, à la façon des flueurs blanches, chez la femme comme chez les animaux. Il avait vu à Londres une femme qui, après un premier avortement, avait conçu de nouveau, puis accouché à terme ; ensuite avaient été expulsés divers petits os noircis, résidus de sa fausse couche, entre lesquels il avait reconnu une épine, un fémur, etc.

Teichmeyer a vu une femme qui, après avoir rendu des vidanges fétides, garda son fœtus, puis conçut et accoucha d'un enfant vivant, après lequel le premier fœtus seul sortit pourri.

C'est un cas en tout semblable à celui de Harvey.

On trouve dans le *Journal d'Allemagne* un certain nombre d'observations sur le même sujet qui malheureusement laissent à désirer sous beaucoup de rapports.

(1) *Exercitationes de generatione animalium*. Londres, in-4, p. 261.

Ainsi au tome VI, obs. 9.

Une veuve de 34 ans, mère de trois enfants, et dont une grossesse n'avait pas abouti pendant l'espace d'une année, rendit par la vulve, tantôt en même temps que ses règles, tantôt isolément, divers os entourés d'une couche de mucus concret, bruns, en partie cariés, et qui exhalaient une odeur insupportable. On y reconnaissait facilement des os de fœtus : cubitus, fémur, phalanges, etc. L'auteur les vit, les examina : il en attribua avec raison l'origine à une conception antérieure, dont le produit se serait putréfié ; les os seuls échappant à la destruction, grâce à leur dureté.

Nous acceptons le fait pour vrai dans tous ses détails, mais le diagnostic manque de précision ; rien ne nous dit que ce n'étaient pas là les débris d'une grossesse extra-utérine qui se seraient fait jour à travers la paroi vaginale perforée ; l'indication de concomitance avec les règles est insuffisante.

Au tome V, p. 327, nous recueillons un détail curieux, mais dont nous ne nous portons pas garant : après l'expulsion des diverses parties d'un fœtus, la tête resta dans l'utérus pendant sept ans et sortit ensuite spontanément.

Au tome II, obs. 256, fœtus putréfié dans l'utérus, puis expulsé au moyen de vins médicamenteux.

Au tome VI, p. 77, divers cas de même nature.

Au tome XXIII, obs. 31, un cas d'expulsion de débris en plusieurs fois.

Il y a dans l'ouvrage de Rousset sur l'*opération césarienne*, plusieurs observations qu'on pourrait justement rapprocher de celles-ci, mais des affirmations ne suffisent pas, et la démonstration positive de la rétention dans l'utérus manque presque toujours. L'observation qu'il donne, d'après Félix Plater, est cependant meilleure, mais elle soulève encore des objections.

Et ainsi de bien d'autres. Nous ne serions pas éloigné d'accepter pour vraie et bien fondée l'observation de Muhlbeck concernant le séjour d'un fœtus ossifié quinze ans dans l'utérus ; nous y reviendrons dans la troisième partie. Quant à l'observation d'Albosius, elle demanderait plus de détails (1).

(1) Nous consignons dans cette note quelques indications qui pourront intéresser :

Rondelet, dans sa *Methodus curandi*, a parlé d'os d'un fœtus retenus

Après les longs développements déjà donnés à cette question, il paraîtra sans doute superflu d'y insister encore, toutefois on ne lira peut-être pas sans intérêt les détails qui suivent.

Quand le séjour du fœtus se prolonge dans la cavité utérine, il subit, avons nous dit, des altérations variées.

1° Macération, dissociation lente de ses parties, expulsion de tous les débris sortant de la matrice, soit avec le sang menstruel, soit pendant une grossesse et une parturition subséquentes (1). Les dans la matrice, et trouvés après la mort de la femme dans cette cavité.

Horstius, dans le septième livre qu'il a ajouté à l'*Histoire de Marcel Donatus*, donne l'observation d'un fœtus putride resté un an dans la matrice.

Pierre Forestus, *De morbis mulierum*, cite un fœtus ainsi retenu et expulsé par débris et successivement.

Pierre Quenz de même.

T. Bartholin, *in Cistá Medicá Hasniensi*, mentionne des os d'un fœtus rendus par la matrice, avec un rapport juridique sur ce fait.

H.-V. Roonhuysen parle d'os de fœtus expulsés pendant la grossesse.

Volcamer. Observation d'un fœtus retenu, dont les os parurent après une nouvelle grossesse. (*Jour. d'All.*, t. Ier, ob. CXXI.)

Bouchard. Observation d'un fœtus porté seize ans dans la matrice. (T. III, obs. XII.)

Kohn. Observation d'un fœtus porté sept ans dans la matrice. (T. V, obs. CCXXII.)

Riedlimer. Observation d'une tête de fœtus laissée dans la matrice qui s'est pourrie peu à peu et a ensuite été chassée. (*Centur* in-12, 1669.)

G. Cowper rapporte des exemples de fœtus retenus dans l'utérus.

Wenhk. Os d'un premier fœtus resté dans la matrice et cependant nouvelle grossesse. T. XXI (obs. LXXXVII.)

Palfin, dans son livre *Sur la structure de la Femme* (Leyde, 1708, in-4), assure avoir trouvé un fœtus dans la matrice, ou plutôt ses débris, treize ans après la conception.

Bianchi, *De generatione*, parle de fœtus restés longtemps dans la matrice, ou dans les trompes, ou dans l'abdomen.

J.-A. Schmid, 1726. Rétention d'un fœtus.

Santorini. Fœtus de vingt mois.

Mat. Cornax : *Historia quinquennis ferè gestationis in utero, et quomodo infans semi putridus exemptus sit*. Venetiis, 1550, in-4.

(1) Ici cependant il importe de ne point prendre le change et de ne pas considérer tous débris expulsés dans ces conditions comme résidus d'une gestation ancienne, car ils pourraient provenir d'une grossesse gémellaire.

observations de Harvey, Teichmeyer, Shorland et autres rapportées plus haut le démontrent suffisamment.

2° Putréfaction, décomposition putride, si l'air a eu accès dans l'utérus. Se rappeler les exemples cités au chapître précédent et celui du Dr Harris.

3° Dessèchement, squelettisation. Ce fait que le fœtus puisse être consommé dans l'intérieur de la matrice jusqu'au point que les os seuls en restent est accepté depuis longtemps. Carus a cité plusieurs cas de ce genre (1). Avant lui d'autres en avaient rassemblé des exemples; ainsi Marcellus Donatus (2), Georg. Nymman (3), Schenck (4), etc. (5).

On peut y joindre les suivants, bien que le siège précis du fœtus soit trop souvent laissé dans le vague, et qu'on puisse supposer des cas de grossesses extra-utérines; mais la squelettisation y est nettement constatée, et c'est le seul point que nous tenions à faire ressortir en ce moment.

T. Bartholin (*Hist. anat.*, *cent.* I, hist. 12) donne l'observation d'un fœtus qui resta mort dans l'utérus neuf semaines au delà du terme; quand il fut expulsé, il était entièrement dépouillé de chairs, la peau seule restait sur les os. Cet enfant était mort depuis dix-huit semaines.

Fabrice de Hilden (*Obs. chirurg.*, cent 2, obs. 51) cite un cas semblable de fœtus desséché, aminci, qui avait tout à fait l'aspect d'un squelette.

J. Guill de la Rive, mentionne une femme, à Rome, qui mit au monde, au bout de deux ans, le squelette d'un fœtus dont il montrait le crâne dans son musée; l'expulsion n'avait pas eu lieu par les voies naturelles, mais par l'anus : J. G. Elsnerus l'avait vu (t. I, obs. 45).

Daniel Nebelius a parlé du squelette d'un fœtus porté trois ans par sa mère; au moment du terme, il y eut écoulement fétide et sanguinolent avec lambeaux de membranes et de chairs; mais il resta les parties solides dont on percevait les crépitations et colli-

<hr>

(1) *Zur Lehre von Schwangerschaft*, t. II, p. 18.
(2) Marcellus Donatus, *de medic. Histor. mirab.*, liv. IV, ch. XXII.
(3) G. Nymman, *de Vita fœtus in utero.*
(4) Schenck, *Obs. nat. med.*, liv. IV.
(5) Voir encore la dissertation déjà citée.

sious à volonté, chaque fois que la femme se tournait (cent. 6, obs. 52).

Georges Hannœus a noté un pareil squelette porté six ans dans l'utérus : le mère eut des éruptions, des ulcères ; plus d'une fois l'observateur la palpa, et sentit distinctement la charpente osseuse bien dénudée (t. XII, obs. 174).

4° Ossification, pétrification. Cette altération, si elle existe, est tellement rare qu'on n'en cite que deux exemples, celui d'Albosius, et celui de Muhlbeck. Ces deux observateurs, après autopsie, affirment que cette transformation du fœtus s'était bien effectuée au sein de la matrice, dont ils décrivent l'état à cette période. Morand au dernier siècle n'élevait aucun doute à ce sujet, voici comment il s'en explique :

« L'enveloppe, dit-il, peut être formée, ou de la matrice même ou des enveloppes du fœtus ; si c'est la matrice, il est très-possible que la dilatation forcée qu'elle a éprouvée bien au-delà du terme de l'accouchement la rende susceptible de devenir cartilagineuse et même osseuse : ces changements dans sa consistance peuvent être regardés comme la suite de l'oblitération de quelques vaisseaux et de la différence d'organisation arrivée dans les autres ; la matrice dans laquelle fut trouvé le fœtus de Sens, était dans ce cas ; elle était dure et comme testacée. »

De nos jours, M. Cruveilhier a émis, non sans raison, des objections à ce sujet, il refuse d'admettre cette dégénérescence de l'utérus et dit : « Je crois qu'indépendamment des faits, dont quelques-uns établissent positivement que le fœtus momifié siégeait ailleurs que dans l'utérus, et dont aucune n'établit le siège dans l'utérus lui-même, les considérations suivantes prouvent que les kystes contenant des fœtus momifiés, kystes fibreux, cartilagineux, osseux, ne pouvaient pas être formés par le tissu même de l'utérus. En effet, la présence d'un corps étranger dans l'épaisseur des parois de l'utérus, et à plus forte raison dans la cavité utérine, a pour effet constant, non la conversion du tissu de l'utérus en kyste fibreux, cartilagineux et osseux, mais bien sa transformation en un tissu d'apparence musculaire, et doué, comme les muscles, de la contractilité. Que si on m'objecte que la présence permanente du fœtus pétrifié doit à la longue faire succéder à cette mollesse et à cette sur activité du tissu de l'utérus la transforma-

tion fibreuse, je répondrai par les cas de tumeursfibreuses pétri-
fiées qui existent depuis longues années dans le tissu de l'utérus,
sans que ce tissu ait rien perdu de sa mollesse et de son aptitude
à la contractilité : or toutes les observations mentionnent ex-
pressément la densité de structure fibreuse, cartilagineuse, osseuse des kystes où ont séjourné les fœtus momifiés » (1).

De nouveaux faits bien observés pourraient seuls aujourd'hui
infirmer ce jugement qui représente l'opinion commune.

5° Saponification. — Duplay, dans son résumé d'Obstétrique
(*Répertoire des études médicales*) admet la conversion du fœtus
en une substance analogue au gras de cadavre et sa conservation
dans l'utérus jusqu'à l'époque de la mort naturelle de la mère.
Nous ne connaissons aucun fait de cette nature, et en citant cette
opinion, nous en laissons toute la responsabilité à son auteur.

Si, au lieu d'un fœtus, c'est un produit de conception dégénéré,
une môle, un placenta qui séjournent dans l'utérus, on a observé
aussi des phénomènes analogues à ceux que nous connaissons.

A la suite d'un accouchement régulier, le délivre sort après un
court intervalle, sinon il se putréfie, se détache par lambeaux
et sort avec les lochies, si la femme ne succombe pas auparavant.

Après un avortement, il reste souvent plus longtemps dans
l'utérus : des semaines, des mois entiers. Stein et Ducasse ont
prétendu en avoir trouvé de parfaitement frais après un séjour
de plusieurs semaines, ce qui ne s'explique que par un commencement d'organisation et d'une sorte d'assimilation avec les
produits morbides de l'économie; polypes, corps fibreux, etc.

Mais si tous les liens circulatoires sont rompus, que se passe-
t-il ? « Le placenta subit-il cette altération singulière qui consiste
dans un dessèchement, un racornissement de cette masse spon-

______

(1) Qu'il nous soit permis à ce sujet de rapporter les deux faits
suivants :

Einseman a recueilli un grand nombre d'exemples de matrices mal
conformées : « Nous avons ouvert, M. Levret et moi, dit Puzos (*Traité
des accouchements*. Paris, in-4, 1759, p. 410), une femme morte au terme
de sept mois, d'une maladie étrangère à la grossesse ; nous lui trouvâmes la matrice cartilagineuse en plusieurs endroits et les trompes
pareillement. »

gieuse, et, réduit à un petit volume, semblable à un morceau de cuir, sera-t-il expulsé plus tard, soit seul, soit comme on en a eu des exemples avec le produit d'une nouvelle grossesse?» (Desormeaux et Dubois). Nous avons vu dans plusieurs des observations précédentes des placentas desséchés accompagnant des fœtus morts; quoi de plus logique que d'admettre la possibilité de ce même état, alors que l'enfant n'est plus dans la matrice. Les conditions extérieures sont restées les mêmes. Parmi ces délivres restés longtemps dans la même cavité, on a cru en rencontrer de cartilagineux.

Rideux, 1735 (*Acad. des sc.*) a cité la veuve d'un marchand de laines de Montpellier qui à 77 ans accoucha d'une môle (racornie, d'un blanc gris et luisant, ressemblant assez bien à l'intérieur par la couleur à des cartilages de veau bouillis, extérieurement offrant une surface velue et rougeâtre). On faisait remonter l'origine de cette môle prétendue à vingt-trois ans auparavant; si le fait est vrai, il faut convenir que la relation en est bien incomplète et la description obscure.

Ambr. Paré a donné l'observation de la femme d'un potier d'étain qui porta une mole dix-sept ans.

Dodoneus en a cité une gardée pendant quinze ans (p. 119).

Graaf une pendant vingt-cinq ans.

On peut lire dans les ouvrages de Schenckius et d'Horstius quelques autres exemples semblables (1).

VI. — ALTÉRATIONS AU TERME DE LA GROSSESSE. — PUTRÉFACTION, PHYSOMÉTRIE.

Les diverses altérations que nous venons d'étudier ont été très-souvent désignées sous le nom de putréfaction, bien à tort, comme on l'a vu, puisque l'on y retrouve des caractères tout autres; l'étude que nous allons faire dans ce chapitre de la véritable putréfaction fera encore mieux ressortir les différences qui les séparent.

On entend généralement par putréfaction la décomposition

(1) T. Bartholin, *De secundinarum retentione.* (Fait de 1657.)
Kerkring, *Spicilegium anatomicum.* (Placenta retenu quatre mois.)
Buchner, rétention sept semaines.
E. Hody. *Transact. phil.*, n° 440. Description d'une masse osseuse considérable, conservée dans la matrice longtemps.

qui s'établit spontanément et sous l'influence de certaines conditions, au sein des corps organisés privés de vie; cette décomposition est accompagnée de la production de substances nouvelles et surtout de vapeurs et de gaz remarquables par leur fétidité. C'est l'opposé de l'assimilation vivante; par elle, la matière
organique se transforme en matière inorganique; elle volatilise
le corps de l'animal presque en entier, de façon à en laisser peu
de débris palpables.

Pour qu'elle se produise chez le fœtus, il faut que l'air ait un
accès jusqu'à lui; s'il n'a point pénétré dans la cavité de l'œuf,
c'est une toute autre altération que l'on observe. L'air, en effet,
avec la chaleur et l'humidité, est l'agent le plus actif de la décomposition putride; son introduction, sauf des cas très-rares,
est le signal d'une destruction rapide. S'il a pour auxiliaire une
température exceptionnellement chaude et chargée d'électricité,
si le corps sur lequel il agit est pressé, pétri, contus, broyé par
des parois contractées spasmodiquement, si ce corps baigne
dans des humeurs échauffées et facilement altérables, s'il vient
au contact d'autres causes tout aussi actives, alors la marche
de la putréfaction se précipite encore et prend des proportions
effrayantes. On s'imaginerait difficilement, si l'on n'en a été témoin, quel progrès elle fait en un jour ou deux; le peu d'exemples qu'il nous est premis d'en citer en donneront cependant une
idée. Il faut relire à ce sujet l'observation 355 de Lamotte qui
en est un des cas les plus curieux. Les changements portent à
la fois sur la consistance des tissus, leur couleur, leur odeur,
et ils sont presque instantanés.

C'est d'abord un ramollissement progressif, une infiltration de
tout le tissu cellulaire superficiel et profond par différents gaz.
De là un emphysème plns ou moins généralisé, avec crépitation marquée au palper, un gonflement de toutes les parties,
qui peut prendre des proportions énormes et inouïes, les membres doublant, triplant de volume; accroissement redoutable
qui rend l'accouchement impossible, si l'on n'a recours à des
scarifications, à des dilacérations, à des ponctions ou perforations
des cavités, et même au broiement, pour donner issue à ces ac-
cumulations gazeuses; dans certaines circonstances on remarque
l'issue soudaine et spontanée de ces gaz, soit avec un sifflement

sonore, soit avec un bruit tel que les anciens observateurs le comparaient à l'explosion d'une arme à feu. L'accoucheur Peu cite un exemple de ces sortes de détonations : « Je coulais doucement la main, raconte-t-il, par dessus la peau de ce ventre corrompu, lorsque la mère fit un puissant effort contre moi; ce ventre, bandé par excès, se creva avec un si grand bruit que je crois qu'on l'entendit de la rue. En même temps, les parties contenues, comme la rate, le foie, les reins qui étaient séparées, pourries et puantes, sautèrent au dehors, et rejaillirent avec tant d'impétuosité que ceux qui m'aidaient en furent couverts ausssi bien que moi. »

La présence de ces gaz si abondants devient un danger permanent pour la mère, outre la souffrance qu'elle provoque; l'utérus se distend, s'élargit jusqu'à ses dernières limites, il résonne à la percussion et donne un bruit tympanique des plus caractérisés. En même temps, la malade peut absorber une partie de ces effluves fétides, s'en empoisonner, et succomber rapidement par leur action délétère.

Quelquefois le dégagement des gaz est limité à la cavité abdominale, comme on en trouve la preuve dans les observations 3, 4, 5, 9, (pages 6, 9, 11, 321) de Smellie. Et, circonstance curieuse qui complique encore les difficultés de l'accouchement, et que nous nous expliquons bien, le fœtus gonflé, ainsi distendu, surnage à la surface du liquide amniotique, comme une outre gonflée flottant sur les eaux. (Observation 5, p. 131 de Smellie.)

En même temps la couleur des tissus s'altère, une teinte livide, blafarde, marbrée d'abord, puis verdâtre s'étend à tous les téguments. Nous ne saurions dire si, comme dans la putréfaction à l'air libre, elle débute par la paroi abdominale; dans les deux cas qu'il nous a été donné d'observer, elle avait atteint surtout les parties que les hasards du travail avaient fait sortir prématurément de l'utérus, subir par suite une constriction particulière et le contact plus direct de l'air atmosphérique. Dans l'observation de M. Depaul, cette coloration verdâtre est signalée surtout à la tête, qui pendait entre les cuisses de la femme; dans deux de Lamotte, c'est aux bras qui sortaient de la vulve.

Un autre phénomène caractérisque, c'est l'horrible odeur produite par la fermentation putride. Rien ne saurait donner l'idée de cette fétidité : pénétrante, subtile, persistante, gangréneuse, cadavéreuse, car tous ces termes et bien d'autres lui ont été appliqués, elle est insupportable aux narines les plus aguerries, comme au moins délicates. Dans une circonstance critique, Lamotte en fit l'expérience, car elle faillit mettre en fuite ses aides improvisés, quatre robustres valets habitués cependant à des senteurs plus ou moins équivoques dans les travaux de leur profession.

Mandé le 21 août 1704 chez un fermier, il trouva sa femme en travail depuis trois jours ; l'enfant, mort de la veille, un bras dehors et tout corrompu. La malade voulait l'opération césarienne. Lamotte dut recourir à la force pour l'accoucher autrement. Je la fis tenir, raconte-t-il, par quatre hommes choisis de la manière que je le trouvai à propos, car c'était une des plus grandes et des plus fortes femmes que j'aie jamais vues. Quand elle fut en cet état, la puanteur de l'enfant était si terrible que les bons et fidèles serviteurs, n'étant pas comme moi habitués à un pareil régal, étaient prêts à lâcher prise ; mais leur ayant reproché leur lâcheté et le danger auquel ils exposaient la malade, au cas que j'eusse commencé, et s'ils manquaient à la bien tenir ; ils m'assurèrent de nouveau, après avoir pris une dernière résolution, que je n'avais qu'à travailler en toute assurance, et qu'aucun d'eux ne lâcherait prise.

L'accouchement terminé, « je fis retirer mes hommes, qui étaient en leur particulier dans un plus mauvais état que la malade même. (Obs. 355.) »

Ce simple fait en dit plus que toutes les descriptions. L'accoucheur P. Amand, dans ses *Nouvelles observations*, n'est pas moins explicite, car lui aussi fut plus d'une fois à pareille fête :

Je reconnus, dit-il, que l'enfant présentait la tête, qui était fortement comprimée entre les os du passage, dont le cuir chevelu était pourri et d'une puanteur extrême, et que les os du crâne surmontaient les uns sur les autres ; j'introduisis ensuite plusieurs doigts dans la matrice, avec lesquels je tirai les os du crâne l'un après l'autre, et le reste du corps de même, qui était si pourri qu'il pensa empester tous les assistants ; puis je délivrai la mère de son arrièrefaix qui était aussi tout corrompu. Cette pourriture de l'enfant, qui était un garçon, avait causé une fermentation corruptible, qui avait engendré des vents très-puants, renfermés dans la matrice, qui sortaient avec un bruit surprenant.

Ce serait sortir de notre sujet que de poursuivre plus loin l'étude de la putréfaction sur le fœtus : jamais en effet cette fermentation putride ne peut durer assez de temps pour donner lieu aux dernières transformations : ou la femme succombe, ou l'enfant est expulsé, c'est alors dans d'autres conditions et dans un autre milieu que s'achève la décomposition organique.

Les observations que l'on trouve dans la science sur ce sujet, sans être très-communes, ne sont cependant pas rares. Lamotte en a recueilli plusieurs. « J'ai accouché, dit cet auteur, beaucoup de femmes, dont les enfants, par le long séjour qu'ils avaient fait au sein de leur mère, après y être morts, sont venus enflés non-seulement de la tête et du ventre, mais de tout le corps, et cette enflure était la suite de la fermentation que cause la corruption qu'ils y avaient contractée, faute d'être secourus à temps. » On lira surtout l'observation 251 dans laquelle il est question d'un *enfant corrompu avec odeur cadavéreuse* cinq jours après l'écoulement des eaux. — Observation 355, putréfaction à marche excessivement rapide au moment de la canicule, etc., etc. — Smellie déclare également en avoir rencontré plusieurs cas, principalement de tympanite : Voici le titre de l'observation 9 : *La tête au passage, l'enfant tiré par les pieds, l'abdomen tuméfié, ouvert avec des ciseaux ; les hanches séparées du corps, et ce dernier tiré avec le crochet* 1749; voir de même les observations 3, 4, 5, 9, et p. 131 ; — Merriman en a donné deux ; — Chambon de Montaux une, (*Maladies de la grossesse*, tome II, page 285;) — Martin de Lyon, six; — P. Amant, cinq (pages 101, 150, 158, 188, 277); — M. Dubois une, en 1855 dans le *Journal de Médecine et de Chirurgie pratiques;* — M. Legouais de Nantes, une; — M. le professeur Depaul a vu plusieurs fois cette marche de l'altération fœtale, et tout récemment nous avons pu en observer un nouvel exemple à la Clinique.

Nous reproduisons textuellement l'observation donnée par M. Depaul en 1845 :

Je fus appelé le 30 mars, à Plaisance, près Paris, par M. Chassaigne, pour madame P....., primipare, âgée de 44 ans. Le travail durait depuis trois jours. Dès l'origine, les contractions utérines avaient été remarquables par leur peu d'énergie. Après vingt-quatre heures, on avait donné à trois reprises différentes du seigle ergoté, qui n'avait pas beaucoup changé l'état des choses. Cependant dans les premières heures du deuxième jour, la dilatation étant à peu près complète M. Chassaigne opéra la rupture des membranes, et il s'écoula un liquide verdâtre qui fit supposer que l'enfant était mort. Les contractions utérines parurent se ranimer pendant quelques heures, mais cela ne dura pas. La tête était élevée et s'engageait à peine au détroit supérieur. Le travail durait depuis cinquante-deux heures, lorsqu'on se décida à faire une application de forceps ; de nombreuses tentatives furent faites, en on ne parvint à extraire la tête qu'en produisant des fractures et la disjonction de plusieurs os ; mais les difficultés ne devaient pas s'arrêter là, L'engagement du thorax résista à tout ce que put faire notre confrère : traction avec les mains, soit sur le cou, soit sur un bras qu'il était allé chercher avec beaucoup de difficulté, crochets implantés sur différents points, tout avait été inutile. Ce fut alors qu'on requit mon assistance.

Je trouvai la malade dans un bain, et après qu'elle eut été replacée sur son lit, je pus constater ce qui suit: sentiment extrême de faiblesse ; intégrité absolue des facultés intellectuelles ; indifférence complète pour tout ce qui se passait auprès d'elle ; visage coloré ; pouls très-petit, filiforme (près de 120 pulsations), respiration peu difficile, mais assez fréquente. J'obtins des réponses à toutes mes questions. La tête de l'enfant complétement défoncée et vidée, avec la teinte verte des matières animales putréfiées et exhalant l'odeur la plus fétide, pendait entre les cuisses de cette femme. Les organes génitaux externes étaient peu gonflés et n'étaient le siége d'aucune lésion ; l'abdomen, considérablement distendu, donnait le son de la tympanite la plus prononcée. Je soupçonnai que la difficulté tenait à la putréfaction de l'enfant et à un développement considérable de gaz dans ses tissus, en même temps que dans la cavité utérine. Je dis à M. Chassaigne que j'avais eu occasion de voir deux faits semblables à la Clinique d'accouchements de la Faculté.

Je voulus aussi m'assurer de la bonne conformation du bassin ; je crus reconnaître qu'il était un peu rétréci au détroit supérieur ; toutefois, l'engagement des parties s'opposa à ce que je pusse rien préciser. Je voulus essayer à mon tour des tractions sur le cou, mais je m'aperçus bientôt de la résistance énorme que j'avais à vaincre, et de la facilité avec laquelle les vertèbres se séparaient. Je ne fus pas plus heureux par l'application des crochets introduits dans les espaces intercostaux, et ne voulant pas fatiguer inutilement la malade, je pris le parti de recourir au céphalotribe. Il fut introduit sans difficulté sur les côtés du bassin. Je serrai de manière à obtenir une réduction considérable et au moyen de tractions solides ; pendant que j'agissais ainsi, il s'échappa avec bruit une grande quantité de gaz, d'une odeur telle que n'en exhalent pas les cadavres les plus putréfiés de nos amphithéâtres. Des tractions assez fortes furent nécessaires ; cependant la poitrine s'engagea, et bientôt l'enfant tout entier fut extrait. L'opération dura cinq minutes. Le retrait de l'utérus expulsa des gaz pareils aux précédents ; il s'écoula une très-petite quantité de sang. Un quart d'heure après je fis la délivrance, l'utérus étant incapable de se dé-

barrasser du placenta. Il me fut facile alors de constater un rétrécissement du diamètre antéro-postérieur du détroit supérieur, qui avait
perdu un pouce. Rien dans la conformation générale de cette dame
ne pouvait faire soupçonner un rétrécissement du bassin. L'enfant,
naturellement très-gros, avait des membres dont le volume était au
moins doublé par une infiltration de gaz qui avait pénétré les tissus
cellulaires superficiel et profond. L'abdomen et le thorax étaient
aussi énormément développés.

Au bout de huit heures la malade épuisée succomba. (*Société médi-
cale d'émulation*, 2 avril 1845.)

A cette observation nous en ajouterons une autre de date toute
récente :

Le 9 juin 1867, à onze heures et demie du matin, on apporta à la
Clinique M. P....., femme B....., âgée de 34 ans, lingère, de bonne
constitution, mais portant un bassin rétréci (8 cent. après déduction).
Réglée depuis l'âge de 13 ans fort irrégulièrement, elle a eu trois accouchements spontanés précédemment. La dernière apparition des
règles remonte au 12 août; les premiers temps de la grossesse ont été
marqués par des vomissements et l'œdème des membres inférieurs
pendant toute la gestation.

Le 6 juin, à huit heures du matin, se montrèrent les premières
douleurs ; la rupture des membranes n'eut lieu que le 8 au soir. Pendant ces deux jours, une sage-femme et deux médecins successivement appelés pour aider la patiente firent d'inutiles tentatives pour
l'accoucher; ils s'y reprirent à plusieurs fois et toujours en vain. Ce
que furent ces manœuvres, nous l'ignorons, le dire de la malade
ayant été insuffisant pour nous éclairer. Cette situation difficile se
prolongea soixante-dix-sept heures sans qu'on entrevît une issue favorable; c'est alors qu'on apporta cette malheureuse à la Clinique, le
dimanche 9 juin à midi.

Son état était grave : le visage défait, altéré, d'une teinte grisâtre
et terreuse ; la peau chaude et brûlante ; le pouls petit, filiforme,
battait à 140 ; le ventre tendu et très-ballonné ; il y avait eu déjà
quelques vomissements bilieux, et la malade ne cessait de se plaindre
de ses souffrances, c'était donc un état général mauvais ; quant aux
parties génitales, elles étaient fatiguées, rougies, noirâtres, tuméfiées
et même excoriées ; à l'intérieur on sentait des délabrements plus
considérables.

Au toucher, il fut impossible d'établir un diagnostic précis, même
celui de la présentation; toutes les parties déformées étaient devenus méconnaissables, cependant M. Depaul soupçonna la présentation du siége. Ayant réussi à accrocher avec le doigt une partie résistante, c'était le pli de l'aine, il y implanta un crochet mousse et
commença des tractions lentes et calculées, aidé par M. Bailly, le

chef de Clinique; on parvint ainsi, non sans peine, à dégager un peu l'extrémité pelvienne ; alors un deuxième crochet aigu fut implanté dans le sacrum en arrière, afin de faciliter l'extraction. Le ventre de l'enfant, excessivement météorisé, faisait obstacle à la sortie, M. Depaul y fit une large ponction pour donner issue aux gaz produits par la putréfaction ; de cette manière on arriva jusqu'à la tête. Là les difficultés recommencèrent plus grandes qu'auparavant; il fallut vider en partie la boîte crânienne ; enfin, au bout d'une demi-heure environ qu'avaient duré ces manœuvres laborieuses, l'accouchement fut terminé. Des gaz d'une horrible fétidité s'étaient échappés avec bruit et remplissaient la salle.

L'enfant était gros, du sexe masculin, il pesait encore 4,000 gr. après l'épanchement de la masse cérébrale. Il offrait toute l'apparence de la putréfaction commençante, état emphysémateux, odeur insupportable, teinte livide tirant déjà sur le vert.

La délivrance se fit attendre neuf heures, et le chef de clinique dut faire l'extraction du placenta ; il y eut encore éruption de gaz infects comme précédemment. Leur présence compliquait encore la situation déjà si grave de la mère : il était à craindre que la matrice si longtemps distendue par ces émanations fétides n'en eût résorbé une portie par toutes les voies ouvertes à l'aspiration.

Ces craintes étaient fondées : soit à la suite de cet empoisonnement redoutable, soit à la suite d'épuisement nerveux, la malade succomba le 12, à quatre heures du matin.

A l'autopsie on trouva une péritonite généralisée avec suppuration et une perforation du vagin vers le cul-de-sac postérieur.

Obs. — Le 5 mars 1867, on apporta· à la Clinique une femme mourante, Agnès-Maria S....., passementière, âgée de 32 ans, qui en était à sa deuxième grossesse. Le travail avait débuté chez elle le dimanche 3 mars à onze heures du matin, il continua jusqu'au lendemain à neuf heures du soir, moment de la rupture des membranes. On reconnut alors une présentation de l'épaule droite (céphalo-iliaque gauche), le bras fit procidence. Des tentatives répétées de version n'eurent d'autre résultat que de fatiguer extrêmement la patiente. Au milieu de ces efforts laborieux, le fœtus avait succombé, et la décomposition putride faisait des progrès rapides ; c'est alors que la malade fut apportée à la Clinique. Les parties génitales externes étaient contuses, noires, déchirées sur certains points ; un écoulement sanieux et fétide se faisait par la vulve ; les gaz qui se dégageaient avaient gonflé fortement la matrice qui résonnait comme un tambour à la percussion. La possibilité de la résorption de ces produits infects et de l'intoxication de l'économie entière commandaient impérieusement une prompte intervention; l'état général de la femme s'aggravait d'heure en heure. Quand M. Bailly, chef de clinique, pénétra dans l'utérus, telle fut l'abondance et la fétidité des exhalaisons qui se répandirent au dehors, qu'il fallut arroser largement la salle de vinaigre aromatique pour masquer l'infection. La version ne fut pas sans difficulté. L'enfant retiré était emphysémateux, laissant sentir sous les doigts une crépitation marquée; le bout procident avait des teintes livides et blafardes, indices d'une putréfaction commençante. L'utérus donna ensuite issue à de nouvelles bouffées des mêmes gaz et à des liquides tout aussi infects qui exigèrent une aération prolongée de la pièce.

Malheureusement pour la patiente, l'habile intervention de son accoucheur avait été requise trop tard : des désordres graves et irréparables s'étaient produits antérieurement, une large rupture de l'utérus ne laissait aucun espoir. Elle succomba le 6 mars, à neuf heures du matin, à la suite de complications trop bien prévues.

Nous terminons par une observation qui renferme un détail curieux, mais que nous n'oserions garantir. Elle est due à un accoucheur qui s'était acquis à Paris une grande réputation par son habileté et sa probité, le chirurgien Leduc.

Le 15 décembre 1597, dit-il, je fus appelé pour accoucher la femme d'un postillon de M. le prince de Guéménée. Elle était en travail depuis trois jours, et les eaux s'étaient écoulées; l'enfant à terme, mais sans vie, se présentait naturellement, la tête engagée au passage et la poitrine pleine d'une lymphe puante, qui sortit en grande quantité par l'ouverture que j'y fis avec un scalpel. Dans cet état, je tentai de faire l'extraction avec le crochet que j'enfonçai dans la tête, mais le cuir charnu de cette partie, tout gangrené, et les os du crâne saillants, séparés, ne purent soutenir l'effort de l'instrument. Les bras mêmes se détachaient sans peine du tronc, qui resta collé aux parois de la matrice, d'où je l'arrachai par une dernière ressource, qui fut de plonger mon crochet entre les vertèbres du dos, lesquelles se trouvèrent assez fermes pour me permettre de finir heureusement l'opération. Mais immédiatement après le dégagement de ce corps, et avant que le fond de l'utérus eût été débarrassé de l'arrière-faix, une flamme de couleur violette et d'odeur de soufre, dont la chaleur se fit sentir aux mains des personnes qui tenaient la malade, s'échappa avec impétuosité par la vulve; et cette exhalaison allumée qui s'étendait du dedans de la matrice à plusieurs pas, remplit, en s'éteignant incontinent, toute la chambre de fumée.

C'était le premier accouchement de cette jeune femme, auquel ell survécut encore plusieurs jours. *Je pourrais*, dit en terminant l'accoucheur, *citer plus de quinze témoins oculaires de ce phénomène.*

Ces quinze témoins oculaires nous paraîtraient peut-être encore insuffisants aujourd'hui, au moins pour ce qui concerne le détail final.

VII. ALTÉRATIONS SINGULIÈRES OU DOUTEUSES.

Dans les recueils d'observations ou trouve quelques faits singuliers sur lesquels nous devons dire quelques mots pour terminer tout ce qui concerne la grossesse utérine.

Ambroise Stegmann nous a laissé l'observation d'un fœtus qui
fut trouvé à demi-rongé par les vers dans la matrice. Bon nombre d'auteurs n'ont pas hésité à accepter le fait. Mercurialis, dans
dans son traité des *maladies des femmes*, admet la génération des
vers dans l'utérus, ne devinant pas d'ou ils pourraient venir
sans celà. Borellus, est peut-être plus affirmatif encore. Timée,
(*cas. méd.* liv. 4), cite le cas d'une courtisane qui, se croyant enceinte, chercha querelle à son amant, le poussa à bout, et se fit
teur par lui. Afin de sauver l'enfant, on lui fit immédiatement
l'opération césarienne, mais l'on ne trouva dans l'utérus qu'une
sorte de mucus épais, au milieu duquel s'agitaient un grand
nombre de vers.

Telles étaient les idées en circulation à l'époque ou Stegmann,
publia son observation que nous traduisons littéralement.

Obs. — Il y a deux ans à peu près, une paysanne d'un village voisin
nommé Helfta vint me trouver et me conta qu'elle se croyait grosse de
huit mois et qu'elle sentait souvent dans le ventre des mouvements ver-
miculaires: *Es fey nicht anders als wenn der untere Leih woller Ameisen
ware.* Cette femme en effet avait le ventre d'une femme enceinte, mais
cependant amaigri ; on n'y percevait aucun signe de fœtus vivant, aussi
croyais-je plutôt à une simple rétention des règles qui aurait produit
la tuméfaction de l'abdomen qu'à une grossesse. Le neuvième mois
accompli, je fus appelé chez la paysanne, que je trouvai dans les
convulsions, sans connaissance et sans voix ; j'ordonnai alors tous les
remèdes réputés les meilleurs pour la remettre un peu. La malade,
aussi bien que les assistants, me pressaient d'éclaircir la chose ; je
palpai l'abdomen et j'y sentis nettement vers le pubis une masse
molle et assez volumineuse. Au toucher, je trouvai la muqueuse vaginale sèche et non lubréfiée, l'orifice utérin non dilaté, et nul signe de
travail. Je me retirai alors en conseillant quelques onctions, une infu-
sion de lis dans du bouillon de poulet et de l'huile d'amandes douces ;
avec des tonifiques et reconfortants. Le lendemain je la trouvai tout
aussi malade ; les douleurs étaient faibles et insuffisantes, espacées
d'ailleurs par de longs intervalles de repos ; j'ordonnai des potions
plus excitantes, des liniments et fomentations émollientes sur le bas-

ventre, les reins, les aines, la vulve. Grâce à ces adjuvants, les douleurs s'accrurent notablement, le col s'effaça, s'entr'ouvrit, et l'accouchement parut très-prochain. Mais la malade était épuisée, l'orifice d'autre part imparfaitement dilaté ne permettait pas l'introduction de la main de l'accoucheuse pour saisir l'enfant; alors je fis étendre la patiente sur le dos, la tête abaissée en arrière, et le siége fortement relevé. La sage-femme introduisit d'abord sa main droite bien graissée, la glissa petit à petit, et, suivant mes conseils, dans l'utérus, que de sa main gauche elle maintenait en place. A son grand étonnement, elle sentit bien quelque chose dans la matrice, mais pas de fœtus qu'elle pût extraire. Enfin, avec de grandes précautions, et au moyen d'un crochet, elle retira une sorte de sac (c'était le chorion très-épaissi et très-dense) qui renfermait une grande quantité de vers cylindriques, larges, de couleur rouge, qui avaient rongé le fœtus tout entier, sauf quelques os. L'arrière-faix était retiré et comme grillé, et pesait à peine une once. Il ne s'évacua point d'eau ni avant, ni pendant, ni après les couches, néanmoins les lochies parurent le cinquième jour, par le moyen des médicaments, et au bout de l'année elle accoucha d'un enfant très-sain, quoiqu'il y eût encore des vers qui ne touchèrent ni à l'enfant ni à la mère.

Peu de médecins aujoud'hui seraient disposés à croire un tel récit : car ces vers rouges, voraces (si vers il y eut) ressemblent fort peu à ceux que nous trouvons habituellement sur nos cadavres, et leur présence anodine dans une seconde grossesse rend encore les circonstances de la première plus invraisemblables.

Dans les mémoires de l'Académie des Sciences au XVIIIe siècle, il est fait mention d'une altération fœtale peu commune. C'est ce que l'auteur appelle la *carnification des os*. Il ne faut sans doute y voir qu'une sorte de ramollissement osseux intra-utérin. En tout cas, cette lésion dut avoir son point de départ antérieurement à la mort.

Baillou a rapporté un exemple de gangrène du fœtus : « une femme, dit-il, avait la main gauche couverte d'une dartre; elle devint grosse, la dartre disparut, et la main recouvra sa blancheur et sa netteté, l'humeur se porta aux parties internes de la génération, et l'avortement eut lieu au quatrième mois. »

Il ajoute cette circonstance remarquable : « l'enfant à sa sortie de la matrice était gangrené et dans un état de pourriture presque universelle, à la superficie du corps. »

Nous avons trop peu de renseignements pour nous prononcer

sur la réalité de la gangrène; en dehors de ce détail, il n'y a rien
que de naturel dans l'observation, et toute femme avec une affec
tion syphilitique, par exemple, pourra produire un fœtus dans des
conditions à peu près analogues, c'est-à-dire, avec des lésions tégumentaires qu'on a dû souvent qualifier à tort de gangrè-
neuses.

Il y a une altération, dont il est assez dfificile de déterminer la
nature, qui n'est ni la macération, ni la putréfaction, telle que
nous la comprenons, mais une sorte d'intermédiaire que l'on
observe dans certaines circonstances spéciales. Pour se produire,
il semble que le fœtus doive offrir déjà au préalable des lésions
pathologiques graves; nous en avons recueilli huit à dix cas dans
les auteurs, mais la plupart, il faut bien le dire, laissent place au
doute et sont d'une authenticité parfois contestable; nous n'en
citerons donc qu'un ou deux.

Les tissus s'amollissent et se boursouflent comme dans les ma-
cérations, mais de plus ils deviennent légèrement emphysémateux. Il est à noter que les gaz qui les infiltrent n'ont point l'insupportable fétidité de ceux qui caractérisent la putréfaction.
Cependant l'on a prétendu et l'on a cité des faits à l'appui que,
même dans ces conditions, il pouvait y avoir dégagement de gaz
hydrogénés ordinaires à la décomposition putride.

Le Dr Deubel a pris à la Clinique d'accouchements de
Strasbourg une observation qu'on ne saurait contester. Une
femme syphilitique portait un enfant mort depuis quelque temps,
au moment de la rupture de la poche des eaux, il se fit une explosion comme celle d'un coup de pistolet, et des gaz infects
remplirent tout l'appartement; les eaux étaient troubles et cor-
rompues et le fœtus dans un état de putréfaction très-avancée.

L'observation 6 de Smellie page 131, t. III, a beaucoup de rapport avec la précédente.

En 1744 le célèbre accoucheur fut appelé près d'une femme en
travail : la rupture n'avait pas été faite, le fœtus était inaccessible,
car il était déjà fort macéré et son abdomen gonflé par des gaz
le maintenait à la partie supérieure de la matrice, *étant spécifique-
ment plus léger que les eaux par sa tuméfaction.* Smellie constate
avec soin toutes ces circonstances qu'il observait, comme il le dit,
pour la première fois et qui sont d'ailleurs assez rares.

Il serait facile de rassembler ici divers autres cas d'altérations singulières; mais, outre que l'authenticité en serait souvent contestable, ne reposant que sur un seul témoignage (et on sait l'adage, *testis unus, testis nullus*), nous aurions presque toujours à faire la remarque que ces altérations ne sont pas postérieures à la mort, et que, par conséquent, elles ne rentrent pas dans notre sujet, il nous paraît donc plus utile d'aborder immédiatement la troisième partie.

TROISIÈME PARTIE

GROSSESSE EXTRA-UTÉRINE.

I. — CHANGEMENTS DANS LES ORGANES ET LES ENVELOPPES DU FŒTUS.

Le produit de la conception peut s'arrêter et se développer en dehors de l'utérus, soit dans l'abdomen, soit dans l'ovaire, soit dans la paroi utérine. Suivant le point particulier où l'œuf a séjourné, on a établi des classifications sur lesquelles nous n'avons rien à dire : la grossesse extra-utérine est possible, elle est aujourd'hui incontestable. C'est là l'unique fait qu'il nous importe de rappeler en ce moment sans entrer dans une plus longue discussion. Sur ce terrain, comme sur bien d'autres, les imaginations se sont donné souvent pleine carrière : les mythes antiques de Bacchus dans la cuisse de Jupiter, de Minerve dans son cerveau sont restés dans les souvenirs classiques ; la légende du chevalier Fanouel, au moyen âge, n'est pas moins merveilleuse : « Un jour qu'il avait coupé le fruit d'un arbre enchanté pour guérir des malades, il essuya sur sa cuisse le couteau dont il s'était servi. O prodige ! le suc générateur s'introduisit dans la cuisse du cheva · lier ; elle enfla graduellement ; ce fut en vain que les plus habiles médecins furent consultés, nul ne put découvrir un remède. Au bout de neuf mois, la cuisse s'ouvrit ; il en sortit une charmante petite fille. » Certains médecins allemands n'ont pas voulu être en reste sur ces fantaisies.

Marold et d'autres ont cité des cas de grossesse dans l'estomac, dans les muscles du cou et enfin dans la cuisse (*Éphémérides des curieux de la nature*). Nous ne voyons plus de ces merveilles, aussi n'en sera-t-il pas autrement question.

Quelle que soit la variété de grossesse extra-utérine, les conditions dans lesquelles se trouve le fœtus sont considérablement changées. L'œuf a ordinairement ses membranes propres : amnios et chorion, ainsi que son placenta quand l'embryon n'a pas péri dès les premiers temps de son existence ; souvent même *il* y a une troisième enveloppe, un kyste pseudo-membraneux, surtout dans la grossesse abdominale secondaire; dans la plupart des cas, le placenta est plus large et plus mince que dans l'état naturel, il est comme membraneux, les vaisseaux sont beaucoup plus petits, sans doute parce que les organes sur lesquels il s'implante ne sont pas aptes à subir complétement les modifications nécessaires pour fournir abondamment à la nutrition du fœtus et de ses annexes. En certaines circonstances, c'est cependant le contraire qui s'observe. Le fœtus n'offre rien de particulier : il peut se développer comme dans une grossesse régulière, c'est toutefois le cas le plus rare, plus souvent il y a arrêt; en général, dans les grossesses tubaires, l'embryon meurt au troisième mois ; dans les grossesses ovariennes il succombe un peu plus tard; dans les grossesses abdominales, il atteint assez fréquemment le neuvième mois (1). Mais la modification la plus importante pour l'embryon, c'est surtout de n'être pas contenu dans un organe spécial comme l'utérus, organe tolérant pendant une période fixe, puis révolté contre tout ce qui fait obstacle à sa vacuité.

En dehors de cette cavité, que le fœtus soit dans les annexes ou dans la péritoine, il n'y reste le plus souvent, il est vrai, que comme un corps étranger et avec tous les inconvénients de çe rôle, mais la tolérance peut s'établir, elle peut durer des mois et des années, quelquefois même compatible avec une santé relati-

(1) Pour les fœtus contenus dans la trompe ou dans l'ovaire, on ne connaît guère que les cinq observations rapportées par Haller, Calvo, Leroux de Dijon, Balthazar et Brewen, óù il soit parvenu au terme de neuf mois.

Dans la grossesse abdominale, le fœtus parvient presque toujours à terme. La rupture du kyste qui le renferme est genéralement mortelle pour la mère ; cependant Bianchi, Jacob et Pouteau ont donné trois observations qui montrent que la femme peut y survivre; la femme dont parle Bianchi vécut encore cinquante ans après l'accident.

La rupture des kystes a d'ailleurs été notée à toutes les époques :

Vers la sixième ou septième semaine,	par Leroy, Maugras, Baudelocque, Chaussier, Récamier.
Au deuxième mois,	— Langle et Duverney.
— troisième —	— Littre, Sabatier, Vassal et Amand.
— quatrième ou cinquième mois,	— Riolan et Sanctorius.
— sixième mois,	— Rémusat.

vement bonne. Il y a des degrés sans doute depuis la tolérance
absolue, demi-séculaire, jusqu'à la rupture de la poche, l'hémorrhagie, l'inflammation circonvoisine et les accidents formidables
d'une péritonite foudroyante. Mais quelle différence encore si
l'on compare avec la matrice si impatiente, si intolérante dans la
grande majorité des cas! C'est dans ces conditions que se présentent des phénomènes fort curieux : tantôt les douleurs de
l'enfantement surviennent au terme normal, puis s'éteignent insensiblement sans nulle autre manifestation extérieure, sans que
le col se soit dilaté et ait livré passage à quoi que ce soit; d'autres
fois ces douleurs se renouvellent à des intervalles variés, on les
a vues se montrer huit fois en trois ans (Schmidt), dans certains
cas ce retour affectant une certaine périodicité, l'époque correspondante à la parturition normale, et ceci pendant des années (observation de Lospichler). En même temps, la montée du lait a
lieu, la sécrétion suit son cours, se prolonge ou s'arrête suivant
les circonstances, la tumeur diminue progressivement de volume;
sa consistance, ou change peu, ou de molle qu'elle était d'abord,
devient d'une dureté pierreuse; elle reste indolente et stationnaire
des mois, des années, souvent jusqu'à l'époque de la mort à laquelle sa présence ne prend aucune part; les règles, ou ne se
montrent plus définitivement, ou reparaissent comme autrefois;
et alors une, deux, trois grossesses normales peuvent se mener
à bonne fin, comme nous aurons occasion d'en citer plus d'un
exemple (1). En résumé, dans tout ce qui précède, le fait réellement saillant pour nous, c'est la possibilité pour le fœtus, développé hors de la cavité utérine, de prolonger son séjour un laps
de temps indéterminé au point où il s'est fixé, d'où par suite la
possibilité aussi de subir des altérations et transformations plus
complètes, plus variées, par l'action incessante et durable des
même causes. C'est à l'étude de ces modifications que nous allons
maintenant procéder.

Parmi les changements apportés dans l'état du fœtus qui sé-
journe un temps plus ou moins long au voisinage de la cavité

____

(1) Middleton, Detwiller, Drake, Daynac, Cruveilhier, et bien d'autres ont rapporté des exemples authentiques de grossesse extra-utérine
qui, néanmoins, avait permis à une ou plusieurs grossesses normales de parcourir toutes leurs périodes sans accident.

utérine, il en est qui semblent devoir le défendre contre une décomposition trop rapide et en retarder le processus : ainsi le développement anormal de certaines parties du fœtus, ainsi l'enveloppe isolante qui le met à l'abri de l'action des milieux voisins; d'autres au contraire précipitent la marche de la désorganisation ou plutôt nous représentent la décomposition elle-même, suivant ses divers modes d'activité: ainsi la dissolution, le dessèchement, la macération du fœtus, ainsi la désorganisation des tissus et leur expulsion par lambeaux, ainsi la réduction au squelette, ainsi la transformation cartilagineuse, osseuse ou calcaire.

Et, d'abord, l'organisme fœtal semble jusqu'à un certain point pouvoir bénéficier de la prolongation forcée de son séjour dans le sein maternel.

Patuna parle d'une grossesse abdominale dans laquelle il trouva le fœtus ayant la taille d'un enfant de deux mois.

Schmit (1) cite une femme atteinte de grossesse abdominale qui éprouva de vaines douleurs en temps légitime; lorsqu'elle mourut, deux ans après, on pratiqua l'opération césarienne pour retirer l'enfant qui vécut et respira, mais mourut au bout de deux heures.

Le Dr Grossi a pu, assisté d'autres confrères, constater la vitalité d'un fœtus de quatorze mois.

Harvey, page 260, dit avoir vu une femme qui porta un enfant plus de seize mois, perçut ses mouvements pendant plus de dix mois et enfin le mit au monde vivant.

L'enfant de Catherine Crépien, né à vingt-deux mois et quinze jours, avait, dit le Dr Panthot, des cheveux longs de deux doigts, des ongles longs, des gencives blanches, des dents prêtes à sortir, le crâne dur, la voix grave, forte, la peau dure, le placenta desséché comme une vieille basane.

En 1802, à la Maternité de Paris, on fit la gastrotomie à une femme et on retira un enfant de 8 livres et demie, long de 19 pouces, le diamètre de la tête en proportion.

Nous ne citons ici que comme un conte inventé à plaisir celui

(1) *Beobachtungen der Akademie zer Wien*, p. 84.
(2) G. Harvey, *Exercitationes de generatione animalium*. Éd. de Londres. In-4, p. 260.

de Volsung qui, d'après la tradition, vécut six années dans le corps de sa mère et qui, en ayant été tiré par une opération sanglante, embrassa sa mère mourante.

Et *le prodigieux enfant pétrifié de la ville de Sens*, dont M. Depaul a rappelé l'histoire, «qui aurait vécu vingt-huit ans dans le sein de sa mère et qui en aurait été extrait après ce long intervalle par une opération dont tous les détails sont minutieusement décrits. Mais, chose bien plus extraordinaire encore, cet enfant, au moment où il fut retiré de la coque osseuse qui le renfermait, montra qu'il n'avait pas perdu son temps pendant sa longue réclusion, car il se mit immédiatement à parler latin, et le narrateur ajoute sérieusement qu'il partit pour voyager et qu'il racontait dans cette langue les particularités si curieuses de son entrée dans la vie. »

Ce sont ces exemples et d'autres semblables qui avaient porté Meckel à attribuer au fœtus une vie latente et réduite au minimum pendant un certain laps de temps; hypothèse plus que douteuse et fort difficile à admettre. aujourd'hui.

Mais si le développement de l'ensemble de l'organisme fœtal reste incertain, il n'en est pas de même de quelques-unes de ses parties.

On a remarqué des adhérences anormales des os, par exemple la soudure des côtes avec les vertèbres, et de la mâchoire inférieure avec l'os temporal, ou une croissance exagérée des cheveux et des dents.

Ainsi Bayle a trouvé après une grossesse abdominale de vingt-six années le fœtus pesant 4 kilos et long de 11 pouces environ, ayant en dedans de la mâchoire des dents aussi grosses que celles d'un adulte.

Morand parle d'un autre cas de grossesse abdominale où après trente et un ans, on trouva le fœtus intact avec les dents incisives au moment de percer.

Dumas, après vingt ans de grossesse tubaire, a rencontré la masse singulière qui avait constitué l'embryon, garnie de cheveux d'une longueur extraordinaire, et dans la mâchoire inférieure quelques dents aussi volumineuses que celles d'un adulte, dont une même était cariée.

Après une grossesse semblable qui datait de onze ans, Sonsi

a trouvé le crâne couvert de longs et abondants cheveux et deux dents canines. Cruveilhier dans la grossesse de dix-huit ans a noté que les os étaient plus épais que ceux d'un enfant à terme et leur consistance plus grande (1).

Mais ce n'est pas seulement dans l'organisme du fœtus que nous observons des changements curieux, autour de lui s'en produisent de non moins remarquables : les liquides dans lesquels il baigne peuvent être résorbés, une enveloppe isolante se forme et le recouvre tout entier, c'est le moyen que la nature emploie pour empêcher la décomposition et garantir l'économie maternelle de l'impression nuisible que ce corps privé de vie pourrait exercer sur elle (2). Cette coque, d'abord simplement membraneuse, s'épaissit, se consolide, puis, dans la plupart des cas, nous la voyons subir une transformation particulière, devenir cartilagineuse, osseuse, ou s'incruster de calcaire, présenter en un mot la plus frappante analogie avec la formation de la coquille calcaire de l'œuf chez les animaux ovipares.

Buchner a trouvé une enveloppe coriace autour de l'embryon desséché après une grossesse abdominale de huit années.

Petit en a remarqué une jaunâtre et très-résistante dans l'ovaire après une grossesse ovarienne qui datait de trois ans.

Bayle trouva la tête de son fœtus entourée d'une couche cartilagineuse de l'épaisseur du doigt.

Orth rencontra une capsule osseuse dans une grossesse tubaire de quarante-six ans; le corps du fœtus était à l'état normal, seulement très-sec et solide (*Dissert. de fœtu 46 annorum*).

Housset, dans un cas analogue, observa l'embryon dur comme de la pierre.

Walter rencontra une capsule osseuse ou pierreuse après une grossesse de vingt-deux ans ; Morand après une de trente et un ; Heiskell après une de quarante ; Brown Cheston après une de cinquante-deux.

(1) On sait que, lors de l'exhumation de Napoléon à Sainte-Hélène, on trouva que les ongles des orteils avaient grandi après la mort, percé la chaussure et étaient sortis au dehors.

(2) Le kyste qui contient le fœtus remplit les fonctions des parois de la matrice et offre un mode d'organisation remarquable, bien étudié par Baudelocque.

Les fœtus de Sens, de Souabe, de Joigny, de Vitry-le-Français, de Dôle se trouvaient tous dans des coques ainsi indurées.

2° ALTÉRATIONS DES TROIS PREMIÈRES PÉRIODES.

Après ces modifications que nous pourrions appeler conservatrices, s'en présentent d'autres d'un caractère tout opposé.

Nous nous arrêterons peu sur les altérations identiques à celles que nous avons observées déjà dans la cavité utérine, nos réflexions à cet égard ne seraient que la reproduction de ce qui a été dit et n'auraient plus d'intérêt.

1° On comprend en effet, si l'on considère un embryon à la première période de son développement, fixé hors de l'utérus, qu'il se trouve presque exactement dans les mêmes conditions qu'à l'intérieur de cette cavité : sa constitution histologique et anatomique est la même : la température pareille, le liquide ambiant de composition semblable, les causes morbides analogues, aussi le résultat est le même, il y a *dissolution*, émulsionnement, et si le placenta continue à vivre, une môle de génération. Quelques auteurs ont mis en doute l'existence des môles abdominales, mais d'autres les croient possibles, aussi bien à l'extérieur qu'à l'intérieur de la cavité utérine.

M. Cruveilhier indique une dégénérescence particulière qui se rapporterait à cette période; car, suivant lui, elle ne saurait se produire que dans les premiers temps de la conception. La destruction de l'embryon peut être incomplète, et alors quelques-unes de ses parties deviennent adhérentes aux parois du kyste qui l'enveloppe, et il en résulte des kystes pileux qui présentent des débris plus ou moins considérables de fœtus. Dans ces kystes pileux, on trouve toujours de la matière grasse très-abondante, des cheveux souvent très-longs, enchevêtrés ou enroulés, enfin des dents quelquefois en nombre fort considérable, car Autenrieth cite un cas où il s'en rencontra jusqu'à 300. Ce sont là des corps assez singuliers et qui ont longtemps excité la curiosité des savants; toutes les anciennes interprétations qu'on en a données sont tombées devant les progrès de l'histologie. Peut-être serait-il trop absolu de déclarer que ce ne sont jamais des restes de produits de conception, mais on peut affirmer que, dans

la presque totalité des cas, ils n'ont pas cette origine. Ce sont
les résultats d'une genèse hétérotopique, c'est-à-dire, d'une production de tissus avec erreur de lieu. Ces faits sont assez communs et ont été assez bien étudiés pour que cette explication soit
acceptée sans objection. Notons d'ailleurs que ces kystes pileux
n'ont pas été seulement observés chez des femmes adultes et exposées à concevoir, mais aussi chez des hommes, chez des
enfants et avec un siége qui exclut toute idée de conception.

I. Geoffroy Saint-Hilaire, dans sa tératologie, voit dans ces
sortes de kystes des monstres par inclusion qu'il a désignés sous
le nom de *monstres endocymiens*. Dupuytren les connaissait et en
a parlé; M. Nélaton, dans une leçon clinique sur ce sujet, en
1866, à propos d'une de ses malades qui avait présenté un de
ces kystes avec dents dans la paroi abdominale, dès l'âge de
12 ans, se prononçait formellement pour l'idée d'une inclusion fœtale. Mais ces produits, ne sont ni des débris de fœtus, ni
des monstres inclus, et l'on peut s'en rapporter à cet égard à
l'opinion d'un savant anatomiste. M. Lebert a établi que beaucoup
de tissus simples ou composés et des organes complexes peuvent
se former de toutes pièces dans les endroits du corps, où à l'état
normal, on ne les rencontre point. L'épiderme, les poils, les
dents, le pigment, les tissus adipeux, fibreux, fibro-plastique,
musculaire des vies organique et animale, cartilagineux, osseux
et glandulaire, sont dans ce cas. — On les désigne aujourd'hui
sous le nom de *kystes dermoïdes*.

2° Quand l'embryon est arrivé à la deuxième période de son
développement, c'est-à-dire vers le troisième mois, si la vie s'arrête
en lui, et si en même temps aucune cause extérieure ne vient
modifier les conditions de son séjour dans ses enveloppes, nous
avons vu (2ᵉ partie) qu'à cette époque l'altération qu'il subissait
ordinairement était la *momification*, c'est-à-dire une sorte d'émaciation, de racornissement et de dessèchement.

Nous n'avons pas à revenir sur le sens et la valeur donnés à
cette expression. Or, cette même altération se retrouve pour la
même période de la vie fœtale, dans la grossesse extra-utérine;
les mêmes causes déterminent les mêmes effets, et les exemples
que nous en produirons ne laisseront aucun doute à cet égard.
D'ailleurs l'esprit n'éprouve aucune répugnance à admettre *à*

priori cette identité de processus sur un même être, dans des conditions équivalentes, tant que l'œuf, comme dans l'utérus, est resté inerte, indemne, à l'abri enfin de ces causes de destruction que nous verrons plus loin agir avec tant d'énergie. Ce que la raison concevait à l'avance, les faits le réalisent.

Un physiologiste allemand s'explique ainsi l'état exsangue, desséché, sans putréfaction, du fœtus dans le sein maternel : « Nous ne pouvons douter, dit-il, que l'action continuelle de la vie maternelle n'ait opéré l'absorption et la métamorphose des substances décomposables et liquides, état de choses durant lequel il n'a pas plus été possible à la putréfaction de s'établir dans ces dernières, qu'elle ne peut s'emparer des aliments tant qu'ils sont soumis à l'influence vivante des organes digestifs ; enfin, que le cadavre ainsi épuisé de sucs et débarrassé de tout ce qui aurait eu de la tendance à se décomposer, n'ait été préservé pour toujours de la putréfaction. »

L'anatomie comparée nous donne aussi chez les animaux vivipares et ovipares des exemples de ce dessèchement. On en trouve dans le petit traité de Rommelius : *De fœtibus leporinis extra uterum repertis*, imprimé en 1680. *Les Ephémérides des curieux de la nature*, de l'année 1688 en rapportent plusieurs qui ont été observés chez des brebis et des hases. Ces fœtus desséchés y sont appelés *mumia ovilla, leporina*, etc.

Morand au siècle dernier montrait à l'Académie un œuf de poule, qui n'ayant pu sortir par les conduits ordinaires, parce qu'il était monstrueusement gros, était tombé dans le ventre de l'animal : le blanc en était extrêmement durci et paraissait formé de trente-six couches très-distinctes.

Du Verney nous a laissé une observation relative à cette momification du fœtus, nous la donnons tout entière :

Obs.—En l'année 1689, une femme, âgée d'environ 23 ans, se fit apporter à l'Hôtel-Dieu à la suite d'une chute d'un cinquième étage ; elle mourut au bout de six semaines. L'autopsie fut faite par de Jouy, Saviard et Du Verney l'aîné ; et dans la trompe droite on trouva un fœtus enduit tout autour d'une humeur mucilagineuse... Les téguments de ce fœtus étaient si secs et si minces qu'à travers on pouvait distinguer une grande partie de ses os. Le cordon était fort desséché, de même que le placenta, qui tenait à la partie supérieure de la trompe, et les

membranes qui enveloppaient cet enfant étaient aussi presque entièrement effacées.

Quoique tous les viscères de la poitrine et du bas-ventre de ce fœtus fussent forts secs et d'un très-petit volume, on ne laissait pas de
les bien distinguer, et ce petit enfant, qui était mâle, était desséché
si proprement, qu'on aurait dit que la nature avait pris soin de l'em-
baumer elle-même ; ses viscères étaient réduits à un très-petit volume
et excessivement secs.

Nous remarquerons que ce fœtus, ainsi maigre et décharné, étant
resté après sa mort pendant quelques mois dans la trompe, les parties
les plus aqueuses et les plus volatiles avaient eu le temps de transpirer ; ainsi il n'est plus resté que la peau aride, collée sur les os, et
les fibres des muscles extrêmement sèches et réduites à un très-petit
volume.

Le cordon et le placenta étaient aussi fort desséchés, dont la raison est que tous les vaisseaux de l'animal, lorsqu'il n'y passe plus de
sang, s'affaissent, et que leurs parois se collant l'une à l'autre, ils
s'effacent en quelque manière.

Ce fœtus s'est trouvé légèrement enduit d'une humeur mucilagineuse qui n'était autre chose que la portion la plus glaireuse et la plus
épaisse de la liqueur de l'amnios, dont la plus subtile avait transpiré,
et il s'en était fait une espèce de momie qui n'avait ni mauvaise odeur
ni aucun indice de corruption, çar l'humidité et les autres impres-
sions de l'air sur les parties du corps des animaux étant la principale
cause de la corruption, il ne faut pas s'étonner si ce fœtus qui était
extrêmement sec et renfermé dans la trompe, sans aucune communication avec l'air, a pu se conserver si longtemps, de même que les
animaux renfermés dans la machine du vide sont moins sujets à corruption. (*Mémoires de l'Acad.* 1702, p. 305.)

Cinq après, il fit une pareille observation sur une femme de la
Salpêtrière dont le fœtus était dans la trompe gauche. Voici un
autre fait recueilli plus tard :

Obs. — En mars 1756, une autopsie fut faite à Lille, par Waroc-
quier, d'une fille de 30 ans, à qui on trouva l'hymen intact. L'ovaire
gauche était de la grosseur d'un œuf de poule ; on l'ouvrit, il en sortit
environ une once d'une liqueur lymphatique semblable à du petit
lait, et on y trouva un fœtus un peu flétri, avec le placenta et un cordon bien formé, ayant un pouce et demi de long. Le fœtus avait
deux pouces de l'occiput aux genoux, et les jambes deux lignes de
longueur. (*Acad. des sciences.*)

Pierre Amand dans ses *Nouvelles observations* sur les accouchements raconte, page 58, qu'un fœtus conçu dans une des trompes
vint à mourir par accident et y resta mort pendant quelques

mois, attendu que les parties les plus aqueuses et les plus volatiles avaient eu le temps de transpirer, n'ayant resté à ce petit
cadavre, que la peau aride collée sur les os et les fibres des
muscles extrêmement secs et réduits à un très-petit volume.

3° Cependant le fœtus a pu atteindre, dans les conditions anormales de la grossesse extra-utérine, la troisième et dernière période de son développement, ou même il est arrivé à terme. Le
travail se déclare; s'il y a rupture du kyste, hémorrhagie, péritonite, la mère et l'enfant ne tardent pas à succomber le plus
souvent. Mais ces accidents si graves ne sont cependant pas toujours mortels: la mère peut résister; d'autre part le kyste ne se
rompt pas nécessairement; quel que soit le cas qui se présente,
le fœtus meurt; alors le mode d'altération que nous retrouvons
est *la macération* avec ses caractères, avec ses degrés variables en
rapport avec l'âge du sujet et la date de la mort, avec ses manifestations si nettes à l'œil nu et au microscope; nous la voyons,
dis-je, suivre la marche déjà esquissée plus haut et aboutir à la
même terminaison.

Rien ne serait plus facile que de multiplier les exemples des
divers stades de cette altération et de son développement progressif, mais il nous faudrait de toute nécessité répéter ce qui a
déjà été amplement traité dans la deuxième partie et ceci sans
profit pour le lecteur; nous préférons nous en tenir à quelques
courtes observations, et ensuite présenter quelques considérations
plus étendues sur le mode de terminaison qui offre surtout de
l'intérêt dans ces cas de grossesse extra-utérine.

Les exemples de macération en dehors de la cavité utérine que
l'on a occasion d'observer ne se présentent pas toujours simplement, le voisinage de certains organes et notamment de la partie inférieure du tube digestif ajoute des influences étrangères au
processus ordinaire de l'altération; il faut donc en tenir compte,
ainsi que du temps pendant lequel elles ont agi. Cette seule ré-
flexion expliquera les appréciations diverses et quelquefois contradictoires en apparence des observateurs.

Après huit semaines au delà du terme, un fœtus fut trouvé, à
l'ouverture du ventre, dans un état avancé de *putridité* et les os
déjà dépouillés, au rapport de Ph. Hœchstetter, dans ses observations médicales.

Dans un autre cas, Maclarty constate qu'au bout de quatre mois la résorption des parties molles n'a pas encore eu lieu et que le fœtus est encore entier.

Au bout de deux ans, Jancke, trouve que des muscles, les uns sont dissous et disparus, les autres tout à fait desséchés.

Aujourd'hui que les exemples ne manquent pas dans les recueils, il sera possible de poursuivre cette investigation plus loin, si l'on peut espérer quelque lumière de la comparaison des faits.

III. — Altérations ultimes.

1° *Ramollissement, fonte putrilagineuse, expulsion.*

Tant que la macération suit sa marche ordinaire, tant que de nouvelles circonstances ne sont pas venues la modifier, tant qu'elle n'est pas trop avancée, les transformations lentes qui s'accomplissent au sein de l'organisme maternel restent obscures, latentes, échappant aussi bien à la femme qu'au médecin. Mais qu'un trouble, qu'un dérangement quelconque survienne dans le processus des altérations, alors éclatent des phénomènes nouveaux, la dissolution du fœtus se précipite, en même temps que des dangers nombreux surgissent pour la mère.

Il serait oiseux et difficile d'énumérer ici toutes les causes qui peuvent ainsi, à un moment donné, provoquer cette révolution intérieure et cette explosion d'accidents; la dissociation des parties fœtales, leur entre-choquement, leur pression sur des organes irritables, la gêne de la circulation, l'usure des parois du kyste, le contact des viscères voisins avec toutes ses conséquences, en voilà plus qu'il n'en faut pour expliquer comment tout à coup un état nouveau se déclare. La présence du fœtus provoque une inflammation de voisinage, suivie de sécrétion du pus et de production de fausses membranes. L'inflammation se propage aux parties voisines, fait quelquefois naître une fièvre violente et amène plus ou moins rapidement une terminaison fatale, car la malade tombe dans l'étisie, épuisée par la souffrance et une suppuration abondante. Le kyste qui renferme l'enfant se transforme en un véritable foyer purulent, le fœtus s'y altère rapidement, la fonte putrilagineuse de ses parties molles macérées dans un mélange de liquide amniotique de sang et de pus marche vite, les attaches des menbres se dissolvent, les organes se dissocient, les diverses pièces du squelette se désagrégent, toutes les parties fœtales peuvent sortir les unes après les autres et mettre ainsi fin à une situation des plus dangereuses pour la mère.

Il est des cas où cette expulsion n'est point spontanée, tous les phénoménes préparatoires se sont produits, la décomposition du fœtus est au degré nécessaire, mais la nature est impuissante à ouvrir une voie pour rejeter ces débris, c'est alors que la main du chirurgien vient achever l'œuvre commencée en créant cette issue indispensable.

Le plus souvent cependant l'organisme se suffit à lui-même et se débarrasse par ses seules forces. Le kyste, grâce à l'inflammation, contracte des adhérences avec les organes creux voisins, ou avec la paroi abdominale, et finit par se faire jour soit directement au dehors, soit dans une cavité muqueuse, c'est par là que sont expulsés les débris du fœtus.

Bartholin a écrit tout un traité sur *les voies insolites de l'accouchement*; depuis, les exemples, s'en sont multipliés à l'infini; il serait donc superflu de nous étendre longuement sur ce sujet.

C'est par le canal digestif que la déplétion s'opère le plus souvent, surtout par l'anus, à la suite de la perforation de la partie inférieure du gros intestin. Le canal intestinal est presque la voie normale par laquelle se terminent les grossesses extra-utérines. Les observations les plus intéressantes de ce mode de terminaison sont celles de Littre, Daniel, Roonhuisen, Brugmans, Tadel, Kelson, Baudelocque, Lanzoni, Béclard, Deneux, etc., etc.

Dans quelques cas rares, la perforation s'est faite plus haut et dans la paroi stomacale; c'est ainsi qu'il faut comprendre ces prétendues grossesses de l'estomac et ces exemples de fœtus rendus par le vomissement. « Au milieu d'une foule d'observations ridicules publiées sous le titre d'*accouchement par la bouche*, dit Dezeimeris, il y a quelques cas qu'il est difficile de ne pas admettre et qui s'expliquent ainsi naturellement, d'autant plus qu'on connaît deux exemples authentiques du même fait observés chez les animaux. » Du reste ce mécanisme avait été compris depuis longtemps; F. Bartholin et Bumet, dans le *Trésor de la pratique de la médecine*, p. 53, l'ont exposé parfaitement. Voici les principaux exemples cités habituellement à ce sujet.

Salmuth (Obs. 94) rapporte l'histoire d'une femme qui rejeta par la bouche un fœtus de la longueur du doigt : les femmes qui l'assistaient mirent l'enfant dans une boîte et l'enterrèrent. Le parlement sut le fait, et ordonna que l'enfant fût déterré et ouvert. On lui trouva les parties bien conformées.

F. Bartholin, parle d'une femme de qualité, laquelle, sans savoir qu'elle était grosse, vomit avec de cruelles douleurs tous les os d'un enfant.

Bernard Montanier cite une femme qui, enceinte, malade, près de rendre le dernier soupir, rendit par la bouche une grosse masse de chair et d'os qui représentaient un véritable fœtus.

Marould (1) a donné l'observation d'une paysanne de Reust, agée de 27 ans, qui en 1664, grosse de deux mois, vomit un fœtus environné d'un placenta. En 1665, elle vomit encore un œuf semblable au premier. En 1666, elle devint encore grosse pour la troisième fois; tout alla bien jusqu'au troisième mois, mais les mêmes symptômes que précédemment se montrèrent, et, chose étrange, au lieu d'un fœtus entier, elle jeta par la bouche avec un placenta et un arrière-faix, des os entiers, des morceaux de chair, une tête et les autres membres d'un fœtus que l'on distinguait assez pour y reconnaître un véritable avortement. Elle mourut de pleurésie en 1667.

L'ouverture a lieu assez fréquemment à travers la paroi abdominale, soit à l'ombilic, soit à l'épigastre, soit près de l'aine, soit aux flancs. On peut lire à cet égard les observations publiées par Albucasis, Bernard Calvo, Marchandet, Muralt, Plater, Poujol, Bochard, Duverney et autres.

Il est rare que le fœtus sorte entier ; Maclarty rapporte cependant l'histoire d'une femme chez laquelle quatre mois après l'époque régulière de la parturition, les pieds sortirent par la région ombilicale, puis les bras par la région épigastrique, après quoi on incisa les parois abdominales pour extraire le corps.

On a vu plusieurs fois le kyste se faire jour à l'intérieur de vessie ; Morlanni, Josephi, Wittmann en furent témoins, et on fut obligé de recourir à la cystotomie ; d'autres exemples en ont été donnés dans les thèses de Bonnie et Doudement.

(1) On sait que Maroldus a composé une assez longue dissertation à ce propos : *De abortu per vomitum rejecto*. Altdorf, 1699.

Enfin les débris peuvent se frayer une route par le vagin et sortir par la vulve; Voigtel en a cité cinq cas : depuis, plusieurs autres ont été réunis.

En ces circonstances, la perforation du canal vaginal a eu lieu au voisinage des culs-de-sac antérieur et postérieur, ou bien même, l'utérus s'étant ulcéré a reçu le produit conçu hors de sa cavité et lui a livré passage au dehors.

A côté de ces modes de terminaison de l'altération fœtale que nous venons d'étudier, nous devons placer un cas singulier dont nous ne connaissons qu'un seul exemple rapporté par Vassal. L'état dans lequel on observe le fœtus permet de le rapprocher de la série précédente ; c'est une altération tout à fait identique, sauf des changements extérieurs et l'intervention de causes nouvelles de destruction. L'œuf, dit M. Velpeau, se remplit d'un liquide, tantôt plus, tantôt moins épais et transparent, de couleur jaune, brune, grise ou rougeâtre, mais non purulent, se change en un kyste, où l'on a, dit-on, trouvé jusqu'à 150 livres de matières liquides, au milieu desquelles flottaient les débris du fœtus.

Outre l'hydropisie enkystée on a prétendu que le fœtus pouvait donner lieu à une dégénérescence squirrheuse, et à l'appui on a cité le cas d'une grossesse de quinze ans dans la trompe droite chez la femme d'un boucher de Pont-à-Mousson (Mém. de l'Acad. 1722.) L'interprétation est peut-être hasardée, et il y aurait beaucoup a dire à ce sujet, nous citons le passage textuellement :

« C'était un amas confus de chairs tantôt dures comme du plâtre détrempé, tantôt filamenteuses et à demi-pourries, de vaisseaux sanguins tout défigurés et roulés comme en paquets, de glandes infiltrées, tantôt blanchâtres, tantôt rougeâtres, de cavités pleines de différentes liqueurs, toujours mal conditionnées. On trouva dans un corps charnu, trois petits osselets de la figure et de la grandeur de ceux des cuisses de grenouilles, qui ne pouvaient être que les restes d'un fœtus qui s'était formé dans la trompe droite. Ils devaient appartenir à un fœtus de trois mois. »

Ne peut-on penser à un acéphale, à un kyste dermoïde, à une inclusion fœtale ?

2° *Squelettisation.*

Nous avons vu précédemment comment, par l'effet d'un changement dans les circonstances ambiantes, se précipitait la destruction du fœtus et l'expulsion de ses débris au dehors. La fonte et la disparition des parties molles peuvent s'opérer dans d'autres conditions et aboutir à une autre terminaison. En effet, l'on observe dans certains cas que, sous des influences qu'il est assez difficile de déterminer, tous les tissus de l'économie, à l'exception de la charpente osseuse, disparaissent insensiblement et dans un laps de temps variable, souvent même sans qu'un travail inflammatoire circonvoisin ait précédé; le fœtus alors se trouve réduit à son squelette seul, *redactus ad sceleton, consumptus ad ossa,* comme disaient les anciens anatomistes. Si l'inflammation a préparé ce résultat, si une ouverture s'est faite en un point quelconque, on voit alors sortir des os entièrement dénudés, comme ils le seraient à la suite d'une coction prolongée; ou bien, et ce sont les cas que nous avons surtout en vue, sans qu'il y ait eu aucun changement sensible, aucune réaction morbide, on constate la présence du squelette seul sans tissu adhérent, c'est cette transformation qu'on a nommé *squelettisation.* Le fait est constant, il est établi sur des observations assez nombreuses et authentiques; mais comment les choses se passent-elles, c'est là ce qui prête à la discussion? Y a-t-il ramollissement, liquéfaction et résorption des parties molles? On sait combien l'absorption du placenta a été controversée : des hommes habiles et consciencieux l'ont soutenue, tandis que Mme Boivin l'a combattue par des raisons plus ou moins plausibles. Beaucoup d'anatomo-pathologistes admettent que les membranes de l'œuf peuvent être résorbées; Meckel a réuni un certain nombre d'observations de grossesse extra-utérine où l'embryon était à nu et les annexes disparues. Burdach avance positivement que, quand l'organisme maternel ne peut se débarrasser du fœtus, il peut quelquefois l'absorber et s'en nourrir; l'embryon se consomme, et les os seuls en restent. On s'est appuyé sur les faits de résorption observés dans l'économie : des épanchements séreux, le contenu plus concret de certains abcès, des ecchymoses, des caillots hémorrhagiques souvent considérables, certaines tu-

Lempereur.   9

meurs végétantes et autres que l'on voit diminuer et disparaître insensiblement; on a rappelé cette disparition sans résidu de certaines portions du squelette même, en contact avec des sacs anévrysmaux ou des tumeurs fongueuses de la dure-mère; de la portion centrale des cals osseux formés à la suite de fractures; on a par des exemples établi que la résorption pouvait se faire sans qu'il y eût d'adhérences contractées entre les surfaces, et on a conclu à l'identité du processus à l'égard du fœtus. Pour d'autres, cette disparition des parties molles n'aurait jamais lieu sans un travail pathologique circonvoisin, sans qu'une sécrétion de liquides nouveaux soit venue aider à la dissolution et à la fonte des tissus. Des faits bien observés peuvent seuls trancher la question d'une façon absolue; mais pour nous, considérant les observations que nous avons sous les yeux, nous ne saurions être exclusif, et nous admettons sans difficulté les deux processus.

Quelle que soit l'explication proposée, le fait en lui-même est accepté sans conteste. Les auteurs citent d'assez nombreux exemples de cette squelettisation soit complète, soit incomplète.

Forestier n'a trouvé d'un fœtus, dans l'ovaire, que les os, les membranes fibreuses et les ongles (Voigtel, t. III). Gmelin parle d'un fœtus qui était tombé dans la cavité abdominale, après avoir déchiré l'ovaire, et dont il ne restait que des os et quelques parties membraneuses.

Les nouvelles de la *République des lettres de* 1685 font mention d'une femme de Copenhague qui était grosse depuis plus de cinq ans et dont on touchait l'enfant desséché au travers des téguments du ventre, de façon à pouvoir en distinguer toutes les parties. Mat. Cornax, dans son livre, a donné d'après Eloi de Hortoge, médecin à Bruxelles, l'histoire d'une femme qui ne put accoucher et rendit par l'utérus toutes les parties molles du fœtus, tandis que le squelette resta dans l'abdomen; on sentait si distinctement les os qu'on pouvait nommer les côtes, les os de la tête, des épaules, des cuisses, etc. (*Historia cujusdam mulieris, quæ cum parere non potuisset, carne et partibus mollioribus fœtus jam putrefactis, et per uterum rejectis, sub epigastrio tamen ossium collisio sentiebatur (quod manu facile erat deprehendere.*)—Cet état dura treize ans.

Blok, médecin de Brème, rapporte dans le *Commerc. litt. de Nuremberg*, 1735, n° 19, l'histoire d'un fœtus resté pendant onze ans et dissous dans une des trompes ; il ne restait que quelques os.

Même cas dans le *Journal de Vandermonde*. An 1758, tom. I, p. 62.

On trouve dans les *Transactions philosophiques*, tom. XXXI, p. 2077, une communication de Samuel Dale relative à une femme de 66 ans, qui après une grossesse de vingt-huit ans, expulsa les os dénudés d'un fœtus qui s'était consommé dans l'utérus.

Orfila, en parlant de cette altération, croit que les cadavres peuvent avoir subi d'abord la transformation graisseuse et avoir ensuite été dépouillés de toutes les parties molles par l'action des eaux ; mais il est probable, ajoute-t-il, que plusieurs de ces cadavres ont été réduits à leurs ossements sans avoir été saponifiés. Cette appréciation sur les modifications cadavériques produites dans d'autres milieux, peut, sous beaucoup de rapports, s'appliquer à celles du fœtus. Dans un autre endroit, il a étudié la disparition successive des tissus et notamment de celui des muscles ; nous n'oserions cependant affirmer qu'ici la marche est la même, voici le passage :

« Après s'être ramolli, le tissu musculaire se dessèche petit à petit et perd de son volume à un point tel que les masses qu'il forme s'aplatissent ; à mesure que la dessiccation augmente, il prend une teinte plus foncée ; enfin il peut être tout à fait brun ; mais, malgré cet aplatissement et cette coloration, ou peut encore reconnaître les tendons, les aponévroses et la structure fibreuse de cette sorte de membrane.

«Plus tard, les fibres musculaires desséchées se détruisent, et il ne reste plus à leur place que des feuillets membraneux grisâtres ou d'un jaune brunâtre dans lesquels il est impossible de reconnaître des fibres ; quelquefois ces feuillets sont humides, bruns et assez semblables à des feuilles de tabac que l'on aurait mouillées après les avoir desséchées ; enfin, dans quelques parties du corps, on ne trouve à la place des muscles que des masses aréolaires brunes et même noirâtres, semblables par leur aspect à certains polypiers. »

3° *Induration, ossification, pétrification.*

Nous avons vu qu'un des moyens employés par la nature pour préserver d'une part l'organisme maternel, et d'autre part pour assurer la conservation du fœtus était la formation d'une coque isolante, d'une enveloppe plus ou moins résistante. Cette enveloppe, tantôt cartilagineuse, tantôt osseuse, tantôt pénétrée de sels calcaires, est toujours imperméable. A l'intérieur, tout liquide a disparu; le fœtus s'y présente dans des états différents : ou bien il offre l'apparence d'une conservation si merveilleuse qu'après dix, vingt, trente, quarante, cinquante ans on le dirait mort à peine de quelques jours; tel était le fœtus du Dr Cheston, celui du Dr Heiskell; la *Bibliothèque Italique*, t. Ier, ann. 1728, donne l'observation d'un enfant qui était resté près de quinze ans dans le ventre de sa mère et avait été trouvé hors de la matrice, renfermé dans ses membranes, sans être corrompu ni desséché, mais gras, frais et plein de sucs, quoique la mère fût morte de la maladie vénérienne ; — ou bien il est complétement desséché, momifié, réduit à son squelette que recouvre une mince pellicule formée par les tissus amincis, ainsi que l'ont vu Duverney, Walter, Bianchi (1) (fœtus de cinquante ans), Waroquier, Dionis, Steingertal (fœtus de quarante-neuf ans). Petit, de Lyon (2), qui parle d'un fœtus à peine altéré dans l'ovaire au bout de deux ans; — ou bien la transformation graisseuse marche surtout du côté des viscères qui rappellent alors par leur consistance et leur aspect les matières adipocireuses, comme dans l'observation prise à la Salpêtrière par le Dr Métivié; — ou bien c'est l'ossification qui s'avance plus ou moins profondément dans les tissus. Nous rappellerons les trois fœtus ossifiés en partie : celui de Joigny, celui de Vitry-le-Français, celui de Londres (femme Ball); et deux ossifiés entièrement, celui de Mühlbeck et celui de Daynac; — ou bien enfin la pétrification, au lieu de se limiter à l'enveloppe, a pénétré les téguments et atteint plus ou moins profondément les tissus et les organes. Morand, au xviiie siècle, M. Cruveilhier de notre temps, ont élevé des doutes sur la possibilité de ce dernier fait et n'ont admis qu'une simple incrustation qui ne dépasserait en aucun cas les surfaces.

(1) Bianchi, *De naturali in humano vitiosa morbosaque generation* acob a publié un fait analogue dans le journal de Londres.
(2) *Mémoires de la Société de médecine de Lyon.*

Morand rejette la pétrification, et donne l'explication suivante de l'incrustation telle qu'il la comprend :

« A mesure que le kyste membraneux dans lequel l'enfant est contenu s'est durci, les fibres sont devenues comme aponévrotiques, il a dû comprimer le corps du fœtus qu'il environnait, il était comprimé lui-même par les parties ambiantes qu'il gênait ; cette pression a été d'autant plus forte, qu'elle s'est faite à peu près également de tous les points de la circonférence vers le centre; et l'on remarque que la nature s'est prêtée à cette opération, par la figure ronde de toute la masse.

En effet, ces enfants sont ramassés en boule, et pour cela l'épine dorsale a pris une courbure très-considérable du côté de la flexion, les membres se sont pliés les uns sur les autres avec une justesse étonnante, pour donner à tout le corps une figure à peu près sphérique, et les parties de dessus, enfoncées dans celles de dessous, y ont laissé leur empreinte creusée profondément, ce que l'on aperçoit lorsqu'on vient à les détacher.

La compression du fœtus par le kyste qui l'environne exactement a dû comprimer les fluides; et ceux qui ont transsudé du corps de l'enfant, mêlés aux eaux de l'intérieur du kyste, ont déposé à la surface du corps une matière qui s'est épaissie peu à peu par la stagnation, et durcie par la chaleur. Il est bien prouvé par le fœtus de Toulouse que l'incrustation est due à cette cause; l'historien ayant eu soin de rapporter qu'entre les plis de plusieurs parties et dans les endroits où elles se touchaient, il y avait une matière gypseuse ou plâtreuse qui semblait y avoir été coulée de manière à remplir tous les vides et arrondir la surface du corps. Il y avait aussi, dans l'épaisseur des enveloppes du fœtus, des tubercules pleins d'une substance plâtreuse, et l'enfant avait aux lèvres de petites écailles pierreuses.

Albosius décrivant le fœtus de Sens, se sert aussi du terme de *matière gypseuse*, ce qui donne une idée bien différente de celle que présente la circonstance rapportée par Van Helmont qui dit, dans son traité *de Lithiasi*, qu'un de ses amis qui faisait des instruments de mathématiques, aiguisait souvent sur le dos de ce fœtus, comme sur une pierre qui aurait été destinée à cet usage, les instruments qui en avaient besoin. »

Voici comment M. Cruveilhier s'exprime à son tour :

« Quant à ce qu'on appelle pétrification de fœtus, elle ne doit s'entendre que d'une croûte calcaire plus ou moins épaisse qui enveloppe le fœtus en totalité ou en partie. Tous les tissus, tous les organes sont desséchés, momifiés, absolument comme si le fœtus avait été conservé sous un sable brûlant qui, en absorbant toute l'humidité, aurait soustrait la cause active de la putréfaction. Comment s'opère cette dessiccation du fœtus au milieu de l'humidité du corps de la mère ? Il faut admettre dans les parois de la poche une force d'absorption qui, survivant à l'exhalation, détermine non-seulement l'absorption des eaux au milieu de laquelle nagent les fœtus, mais encore celle du liquide qui pénétrait le corps du fœtus lui-même. On conçoit d'ailleurs que l'époque de la mort du fœtus peut être, dans quelques cas, postérieure au terme naturel de la grossesse : aussi la plupart des fœtus momifiés semblent appartenir à des fœtus à terme. »

Que ce soit là le processus ordinaire dans la grande majorité des cas, il n'est pas permis d'en douter, cependant nous trouvons dans certaines observations des détails de nature à modifier cette opinion peut-être trop absolue ; ainsi l'observation de Muhlbeck nous présente l'ossification et l'induration du fœtus comme presque complète ; de même celle de Daynac touchant la femme Lamiro.

L'école allemande a cherché à déterminer les conditions de ce processus et à séparer nettement ce que l'on confondait jadis sous le nom d'ossification, savoir les dégénérescences calcaires et les ossifications proprement dites. Il y a entre les deux une distinction capitale à établir : d'après les connaissances histologiques modernes, il ne paraît pas qu'un tissu préexistant puisse prendre la forme osseuse en absorbant simplement des sels calcaires ; il est possible qu'il y ait absorption de chaux, mais ce n'est pas là une transformation en os régulier, on n'a simplement qu'un tissu imprégné de calcaire. Cette pétrification est très-fréquente à l'état pathologique dans les artères périphériques. On connaît dans l'artère radiale la dureté et la sensation calcaire qu'elle produit chez certains vieillards, de même dans les artères fémorales et poplitées, la résistance et la rigidité qu'elles présentent quelquefois. Cette dégénérescence affecte les éléments musculaires de la tunique moyenne des artères ;

elle se produit habituellement lorsqu'il existe dans l'organisme une tendance aux pétrifications, lorsque des sels calcaires devenus libres dans d'autres points de l'écononie circulent avec les sucs nutritifs dans l'organisme.

L'ossification véritable, au contraire, ne semble se produire que par un processus actif, une irritation des parties disposées à une activité formatrice, ainsi voit-on se former les ostéophytes de la table interne du crâne et des enveloppes du cerveau, aussi bien que les plaques d'ossification de la membrane interne de l'aorte. De là résulterait que chez le fœtus mort il n'y aurait pas lieu à un semblable développement, et que la dégénérescence calcaire serait seule possible.

Nous allons donner dans les pages suivantes une indication sommaire des principales observations connues qui ont trait à ce sujet, ayant soin de transcrire les détails les plus saillants relatifs aux altérations constatées à l'autopsie.

En 1582, Albosius, dans le *Lithopedion senonense*, donne l'observation curieuse d'un fœtus pétrifié; Provanchère, médecin à Sens, dans une courte notice, tente d'expliquer le fait. Après eux, Rosset, Schenckius et Sennert ne font que reproduire le même récit, sur lequel nous reviendrons plus loin. Ce fœtus fut vu plus tard par Louise Bourgeois, sage-femme de la reine. « Il estoit, dit-elle, entre les mains d'un notable marchant de ceste ville, nommé Pretesegle, homme fort curieux de choses rares. Il manque une main, laquelle demeura adhérente à l'arrière faix, lequel estoit aussi réduit en pierre comme le corps. » Il passa en 1653 dans le cabinet du roi de Danemark, et ne fut plus désigné désormais que sous le nom de *fœtus Hasniensis* (1). Il était demeuré vingt-huit ans dans le sein maternel.

Au siècle suivant, on cite le fœtus pétrifié de Pont-à-Mousson, sur lequel Eyssonius, professeur de médecine à Groningue, a écrit une dissertation, et sur lequel aussi on publia à Francfort les opinions de douze auteurs, dont Guy Patin était du nombre (2). La grossesse avait duré six lustres ou trente ans.

(1) Voir aussi : Horatius Augenius, *De embryone petrefacto senonensi*. enet., 1595.

(2) Voir Bartholin, centur. 4.—Deusing, *Historia fœtus extra-uterum in abdomine geniti ibique per VI, pene lustra latentis ac tandem lapidescentis.*

Laurent Strauss (1), qui nous a laissé aussi la même observation, dit que le kyste était très-dur, que l'enfant était à terme et avait déjà commencé à se durcir. La mère avait 60 ans.

Puis le fœtus de Dôle, seize ans, *Ostentum Dolanum*, qui donna lieu à une thèse soutenue en 1661 sous la présidence de Willet, professeur royal en médecine, et à une dissertation de Senguerdius, professeur à Leyde.

On a révoqué en doute l'authenticité de ces deux faits, sur lesquels il est assez difficile de se prononcer aujourd'hui (2).

Daniel Hoffmann parle d'un fœtus qui resta cinq ans, outre les neuf mois ordinaires, dans le sein maternel ; il fut trouvé aussi blanc et aussi dur que le marbre, sans aucune indice de putréfaction. (*Annot. medic. ad hypot. Goveyan*, p. **88.**)

Jos. Lanzonnus cite Marguerite Jannocaro qui mit aussi au monde un enfant pétrifié en 1686 (3). (*Lettere memorabili.*)

L'histoire du fœtus de Toulouse, donnée par Bayle (1678), professeur dans la même ville, puis par Nicolas de Blegny dans le *Journal des Savants*, ne doit pas être omise : Marguerite Mathieu, femme de Jean Puget, devint grosse en 1652. Au neuvième mois, elle perdit les eaux, et éprouva les douleurs ordinaires à l'accouchement, qui cependant n'eut pas lieu. Pendant vingt ans, elle sentit les mouvements de l'enfant qu'elle portait; ils cessèrent ensuite pendant les six dernières années. Elle mourut le 8 juin 1678. A l'autopsie, on trouva un fœtus pesant 8 livres, le cerveau de consistance et de couleur d'onguent rosat ; les chairs

---

(1) Strauss, *De fœtu mussipontano extra uterum in abdomine reperti et lapidescentis*. Fref. 1669.

(2) Nous ne citons que pour mémoire : *Histoire mémorable de deux étranges accouchements d'une femme de Montluçon*, par le Dr Nicolas Robert. Paris, 1644, in-12. Il s'agit d'une femme qui conçut deux fois en trois ans, et dont l'enfant vécut chaque fois jusqu'au neuvième mois ; mais elle porta, pendant neuf autres mois, ces enfants morts et pétrifiés dans son ventre. On fut obligé de les extraire par l'opération césarienne.

Le doute est permis en pareil cas.

(3) Voici son récit :

Si fecero venire molti chirurgici, li quali allargando con ferri la strada, per la quale al mondo veniamo, riusci un Bambino morto, cosi duro come una pietra, e nell' uscire fece una batta, come se una pistolla sbarrata si fusse, che si intese da tutto il vicinato.

en partie rouges, en partie blanchâtres ou jaunes, les dents grandes comme celles d'un adulte. Pas de pourriture ni d'odeur.

Pendant le xviii⁰ siècle, d'autres faits semblables sont observés.

C'est d'abord le fœtus de Linzell, en Souabe, sur lequel Camerarius, professeur à Tubinge, puis Van Swieten ont disserté. — Anne Mullerin était devenue grosse à 48 ans, l'accouchement ne put avoir lieu au terme ordinaire, ce qui ne l'empêcha pas de vivre jusqu'à 94 ans; elle mourut en 1720. Le produit de conception s'était développé dans la trompe, il était renfermé dans une sorte de boule tellement dure, qu'il fallut plusieurs coups de hache pour la partager en deux. Le fœtus n'était ni pétrifié, ni même incrusté, quoiqu'il eût séjourné quarante-six ans dans le ventre de sa mère, mais il était absolument desséché, et avec sa coque, il représentait assez bien un grand œuf dur dans sa coquille.

En 1747, la *Gazette anglaise* du 21 novembre donne une relation analogue : après une grossesse de seize ans, Mᵐᵉ Ball était morte ; l'autopsie en fut faite par Middleton en présence de plusieurs médecins et chirurgiens, et l'on trouva un fœtus pétrifié.

En 1748, l'histoire du fœtus de Joigny qui était resté trente et un ans dans le sein maternel fit grand bruit dans le monde savant, nous la reproduisons plus loin.

Plus tard, Bernoulli écrit sa dissertation sur l'enfant pétrifié de Berlin en 1776, et J.-G. Walter reprend le même sujet en 1778. Cette grossesse avait duré vingt-deux ans.

Les observateurs modernes ont eu plus d'une fois l'occasion de faire de semblables remarques.

On trouve dans les Actes de l'Académie de Joséphine, t. I, p. 201, l'histoire d'une grossesse de quinze ans par Muhlbeck. La femme mourut à 46 ans. Sur la table anatomique, on trouva un fœtus dont les téguments, les muscles, tous les membres, en un mot, toutes les parties extérieures étaient ossifiées. Se fondant sur l'autopsie, l'observateur affirme que l'enfant était renfermé dans l'utérus.

Denman, d'après Hamilton, a cité un fœtus trouvé hors de la cavité utérine après une grossesse de trente-deux ans, qui pesait sept livres et était couvert d'une couche mince de substance calcaire.

On doit à MM. Lallemand et Daynac une observation qu'a re-produite M. Cruveilhier dans la dix-huitième livraison de son ouvrage d'anatomie pathologique.

Obs. — Madame L....., âgée de 77 ans, reçue comme indigente depuis plusieurs années à la Salpêtrière, fut transportée à l'infirmerie, le 13 août 1823, pour un étranglement de hernie qui nécessita l'opération. Appelé près d'elle, et l'interrogeant sur son état présent, elle me fit, comme c'est assez l'ordinaire, l'histoire de toute sa vie, et voici ce que j'appris : elle s'était toujours bien portée dans sa jeunesse. Mariée de bonne heure au nommé L....., elle en eut deux enfants dont elle accoucha fort heureusement. Son mari étant mort, elle épousa en secondes noces un nommé Lamiro, qui la rendit mère encore une fois sans que la grossesse eût présenté rien de particulier. Quelque temps après, elle était pour lors âgée de 35 à 36 ans, elle vit de nouveau disparaître ses règles; il survint des dégoûts et des vomissements qui lui firent croire qu'elle était encore enceinte. Cependant, comme elle éprouvait des douleurs assez vives dans la région hypogastrique droite et qu'elle croyait même y sentir la présence d'un corps étranger, ce qui n'avait pas eu lieu dans les autres, elle appela une sage-femme qui la rassura en lui disant que ces symptômes étaient communs à la plupart des femmes enceintes. Du quatrième au cinquième mois les douleurs furent plus vives et des mouvements eurent lieu dans ce qu'elle appelait le corps étranger. Alors, alarmée de nouveau, elle fit venir un accoucheur qui, après l'avoir touchée, lui fit la même déclaration que la sage-femme, et dissipa encore une fois ses inquiétudes. Les douleurs et les mouvements furent plus violents jusqu'à la fin du sixième mois ; mais, à dater de cette époque, tout ce qu'elle éprouvait se dissipa peu à peu ; son ventre, dont la tuméfaction n'avait eu lieu que d'un côté, s'affaissa ; ses règles reparurent et elle en fut quitte pour la sensation d'un corps lourd qu'elle ne cessa d'éprouver pendant quarante-sept ans qu'elle vécut depuis, ce qui ne l'empêcha pas de faire encore deux enfants et de se bien porter.

L'opération ayant eu une issue malheureuse, à l'autopsie nous trouvâmes dans l'extrémité de la trompe droite un fœtus entièrement ossifié, étroitement serré par ses membranes, qui étaient devenues presque cartilagineuses. Vers le milieu de la trompe, entre le fœtus et la matrice, existait une masse à peu près de la grosseur du poing, et ressemblant assez bien à du plâtre pour la couleur et pour la dureté. L'ovaire de ce côté avait contracté des adhérences avec la tête de l'enfant; la matrice, ainsi que l'ovaire et la trompe du côté gauche, étaient dans l'état naturel, ce qui explique la possibilité des deux grossesses postérieures. (*Thèse de Daynac*, avril 1825.)

M. Cruveilher y ajoute les détails suivants :

Il n'y avait plus de vestiges du cordon ; toute la surface du corps est recouverte d'une croûte calcaire qui présente çà et là des pertes de substance plus ou moins considérables. Sous cette croûte épaisse, compacte, se trouvait le fœtus desséché, momifié comme s'il avait été soumis à l'action d'une température assez élevée pour absorber toute l'humidité, mais pas assez pour altérer sa consistance et sa couleur.

Aux membres, la peau distincte recouvrait des muscles distincts, au centre duquel se voyaient les os. Dans le crâne, était une matière sèche, friable, divisée en fragments qui présentaient une cassure brillante, à la manière des calculs biliaires.

Dans l'observation d'une grossesse de cinquante-deux ans par R.-B. Cheston, citée plus haut, l'enfant était à terme et admirablement conservé ; renfermé dans un kyste osseux assez semblable à un crâne humain du poids de 3 livres 1 once, il n'avait plus ni cordon, ni placenta, ni membranes, mais le nombril était encore visible ; les téguments étaient jaunâtres comme s'ils avaient séjourné dans l'alcool ; les muscles, au lieu de rouges, se montraient d'une teinte brune ; le cerveau s'était durci, mais avait conservé sa couleur naturelle ; les poumons, compactes, n'offraient pas trace de sang ; les os étaient bruns, secs ; le périoste et les épiphyses s'en séparaient facilement. En résumé, l'ensemble du corps était ferme, comme condensé par la pression, privé de tout fluide, ce qui contrastait avec l'aspect charnu extérieur.

En 1828, Gaide publiait dans les *Archives*, tome XVII, une petite notice sur une grossesse abdominale chez une femme de 73 ans : le fœtus était long de 2 pouces, parfaitement ossifié, recourbé sur lui-même ; il était enveloppé d'une membrane très-mince, transparente, qui permettait de distinguer parfaitement les fontanelles, l'omoplate, l'humérus, les côtes, etc.

On a rapproché de ce fait le suivant :

Varnier et Mangin ont publié l'histoire d'une femme de Vitry-le-Français qui devint grosse à 42 ans et n'accoucha pas au terme ordinaire. A 43 ans, elle eut encore tous les signes d'une nouvelle grossesse et n'accoucha pas davantage ; elle mourut à 75 ans. A l'autopsie, après cette gestation de trente-deux ans, on trouva : 1° un enfant à terme contenu dans une poche à demi ossifiée ; 2° un embryon de 2 mois renfermé dans un kyste. (*Journal de Médecine*, vol. II.)

Dans les mêmes *Archives*, tome XVIII, nous trouvons une observation de grossesse extra-utérine, dans laquelle le fœtus resta quarante ans dans l'abdomen, par le D\u02b3 Heiskell. — Vénus Collins, négresse libre, étant morte en 1825, la nécropsie fut faite avec soin : on trouva une tumeur pesant 4 livres 6 onces, aux parois ossifiées ; à l'intérieur, un enfant à terme du poids de 3 livres 3/4 et d'une longueur de 11 pouces, quoique ramassé sur lui-même. Les téguments étaient ossifiés, le cuir chevelu osseux. On examina successivement le crâne, le thorax et l'abdomen de ce singulier fœtus, et l'on trouva que le cerveau formait une masse pulpeuse, grisâtre et sans la moindre apparence de putréfaction ; que les organes thoraciques et abdominaux étaient dans un état de conservation réellement étonnant et ne différaient pas du tout de ceux d'un fœtus récemment mort.

Chez une femme de la Salpêtrière, morte à 77 ans, le D\u02b3 Métivié trouva une tumeur de 2 pouces de long avec un fœtus ayant le crâne de 1 pouce de haut tout à fait ossifié, et, à l'intérieur, une humeur gélatineuse, sans organisation distincte ; dans les cavités du tronc, un amas de matière grise tirant sur le jaune, semblable à l'adipocire. La tête était comparativement beaucoup plus volumineuse et avait une ossification plus complète que le tronc. (*Archives*, t. XVIII.)

Chez une femme de 78 ans, morte en 1834, Mojon rencontra une tumeur cartilagineuse, et à l'intérieur, un fœtus momifié de trois mois environ ; Mojon croyait cette grossesse vieille de trente ans, estimant que le fœtus s'était d'abord desséché, puis incrusté de phosphate de chaux.

Enfin, une dernière observation due au D\u02b3 Thivet a été publiée par M. Cruveilhier. La grossesse avait duré dix-huit ans. Nous la donnons plus loin avec celle du fœtus de Joigny, ce relevé nous paraissant fournir suffisamment de preuves à l'appui de nos propositions.

MM. Bourdois et Chamereau, médecins de Joigny, envoyèrent à l'Académie des sciences, en 1748 (*Hist.*, p. 108), l'observation d'une grossesse de trente et un ans avec autopsie. Une autre relation fut envoyée au *Mercure* par M. Cagnat, chirurgien en chef de l'Hôtel-Dieu de Joigny, qui avait fait l'ouverture de cette femme en présence des médecins de la ville c'est celle que nous reproduisons :

Marie de B...., née à Saint-Julien-le-Sensoy, le 12 octobre 1686, femme d'Edme C...., manouvrier, natif de Troyes, eut, en 1712, qui était la première année de son mariage, une perte de sang considérable suivie d'une fausse couche, dont elle fut en peu de temps rétablie.

Au mois de mars 1716, elle eut des signes assez sensibles d'une nouvelle grossesse, pour lui faire croire qu'elle était enceinte.

Ayant senti remuer vers le troisième mois, les mamelles se gonflèrent et le lait qui y parut ne lui permit plus d'en douter.

Au mois de novembre suivant, elle fut travaillée de douleurs très-vives dans le ventre, qui paraissaient être des dispositions à un accouchement prochain. On fut en conséquence chercher une sage-femme, qui pendant deux jours qu'elle resta auprès d'elle n'attendait que le moment favorable pour aider la nature. Un écoulement d'eau assez semblable à celui qui a coutume de précéder et accompagner les accouchements ordinaires, semblait au deuxième jour amener une prompte délivrance ; la sage-femme, avertie par cet avant-coureur, se disposait à travailler, lorsque cet écoulement s'arrêta tout à coup ; sa surprise ne fut pas moins grande quand, après l'avoir touchée de nouveau, elle s'aperçut que l'utérus n'était nullement chargé et ne présentait aucune dilatation.

La fâcheuse situation de cette femme engagea son mari à la faire voir par les médecins et chirurgiens de Troyes, où ces pauvres gens faisaient pour lors leur résidence ; après l'avoir interrogée et exactement visitée, ils décidèrent unanimement qu'elle était réellement grosse, et qu'il n'y avait point d'autre parti à prendre que celui, ou de l'opération césarienne, ou de laisser le cours des choses au gré de la nature ; ce dernier parti parut plus sage : en effet, à l'exception de quelques douleurs passagères qu'elle ressentit de temps en temps, principalement lorsque l'enfant faisait quelques mouvements, elle était peu tourmentée.

Les mouvements de l'enfant cessèrent après le dixième mois, il ne lui resta qu'un grand épuisement qui, joint à la peine de porter un fardeau auquel elle n'était pas encore trop accoutumée, l'empêcha de travailler pendant l'espace d'un an et demi.

Après ce temps, ses forces commençant à revenir, elle reprit ses anciens et pénibles exercices, tels que de couler, laver les lessives, tourner la roue chez les potiers d'étain ; malgré la violence de ses travaux, il se formait du lait dans ses mamelles, et elle s'en est aperçue jusqu'à l'âge de 60 ans ; on fut même témoin qu'à l'âge de 59 ans, étant à travailler dans une maison bourgeoise, elle en fit rayer comme aurait pu faire la meilleure nourrice. Cette femme était grande, puissante, laborieuse et d'un fort bon tempérament. Elle mourut enfin d'une fluxion de poitrine, le 22 juillet 1747, à l'Hôtel-Dieu de Joigny, ville qu'elle habitait depuis six ans environ.

J'en fis l'ouverture en présence de MM. les médecins et chirurgiens du lieu ; nous trouvâmes une tumeur de la grosseur et figure d'une boîte à perruques, nommée melon, située à la région ombilicale et hypogastrique, tirant beaucoup plus du côté droit que du gauche ; elle nous parut partir de la trompe droite du même côté, parce que ce conduit était entièrement dilaté et même rompu dans sa partie supérieure. Cette tumeur était adhérente par sa surface antérieure à l'épiploon, par sa moyenne et antérieure au péritoine, par'son inférieure et antérieure au fond de la vessie, par sa partie supérieure et postérieure au jejunum, par sa partie moyenne et postérieure au mésentère et à l'iléum, par sa partie inférieure et postérieure au fond de l'utérus.

Cette masse qui séparée de son tout pesait 8 livres était partie osseuse et partie cartilagineuse, et contenait sans aucune sérosité un enfant mâle, plus grand et plus fort qu'un enfant à terme et bien formé ; quatre dents incisives étaient prêtes à percer, il n'avait nulle odeur et avait conservé toutes ses parties en assez bon état.

Je donnai un coup de scalpel à la partie supérieure de l'humérus, qui était dépouillé de son périoste ; les muscles nous en parurent aussi rouges que le serait une chair qui aurait été salée.

Les parties de cet enfant qui touchaient contre la surface interne de son enveloppe, à laquelle elles étaient extrêmement adhérentes, y avaient fait des empreintes à peu près pareilles à celles que les vaisseaux qui rampent sur la dure-mère en font dans la surface interne du crâne.

La couleur de sa peau ressemblait assez à celle d'un veau nouvellement tanné.

Le cordon ombilical, qui est resté de la longueur de 5 à 6 pouces, était desséché à un travers de doigt de l'ombilic, comme s'il l'eût été par quelque ligature, et son extrémité épanouie en forme de patte d'oie, tapissait l'intérieur d'une ouverture exactement ronde qui avait deux lignes de diamètre. Cette ouverture était située à la partie latérale interne du côté droit de cette enveloppe, que nous avons trouvée composée de deux lames osseuses, distinctement séparées par une espèce de diploé.

Nous avons remarqué que l'enveloppe commune de l'enfant avait quatre lignes d'épaisseur à l'endroit du trou où allait se perdre le cordon ombilical, pendant qu'elle n'avait que deux lignes partout ailleurs, ce qui nous a fait penser que cela ne venait que de l'addition du placenta qui pouvait s'y être également ossifié.

Toutes les parties du bas-ventre étaient en bon état, à l'exception des adhérences qu'elles avaient contractées avec cette tumeur.

Nous examinâmes plus particulièrement l'utérus : il était très-bien conditionné et propre à contenir un enfant, si celui-ci eût pu y parvenir.

Obs. — Madeleine R....., femme M....., âgée de 46 ans, meurt le 6 mai 1839 des suites d'une hernie étranglée. L'autopsie fut faite par les Drs Thivet et Jause. Cette femme avait eu un premier enfant en 1811.

Dix ans plus tard une deuxième grossesse se déclara ; à terme, le travail se montra, mais n'eut pas de suites. — Le fœtus flottait librement dans la cavité péritonéale, ne tenant aux parties voisines que par des liens celluleux, produit de l'allongement des membranes fœtales. Il était recouvert de ses enveloppes, mais très-fines, et paraissait à terme ; sa longueur était de seize pouces. La tête est d'un blanc sale ; elle présente çà et là des taches bleuâtres et offre assez d'analogie, quant à l'aspect, avec une masse informe de savon ordinaire. Le côté droit du tronc offre des traces de décomposition putride : ainsi l'omoplate et le membre supérieur correspondant ne conservent plus que quelques lambeaux de tissus désorganisés ; mais le squelette est parfaitement conservé. Plusieurs côtes sont à nu et laissent voir dans leur intervalle le poumon droit participant à la même altération. L'os.coxal du même côté est aussi à découvert. L'ombilic est très-visible, mais le cordon a disparu..... Le membre inférieur droit est réduit à son squelette vers son articulation avec le tronc... .

1. Au-dessous des membranes d'enveloppe se trouvait une croûte mi-plâtreuse et mi-ossifiée, que l'analyse a démontré être presque uniquement composée de sels de chaux. Cette croûte enveloppait la totalité du fœtus, autour duquel elle formait une coque d'une ligne d'épaisseur, et même de deux lignes dans quelques points : c'était cette croûte qui couvrait la face et en voilait les divers organes..... Tous les os du visage ressemblent à ceux d'un fœtus à terme.

2. Au-dessous de cette coque se voyait la peau parfaitement conservée dans toute son étendue, molle, flexible, très-élastique. Le cuir chevelu était couvert de cheveux notablement plus longs que ceux d'un enfant à terme.

3. Entre les os du crâne et la dure-mère, on trouvait çà et là des masses analogues, quant aux propriétés physiques, à de l'huile d'olive figée. Dans la cavité du crâne on ne rencontre aucune trace de substance cérébrale, mais on trouve une masse semblable à celle qui avait été observée entre les os du crâne et la dure-mère. La totalité de cette substance peut être évaluée à deux onces et demie ; d'après l'analyse faite par M. Boudet, elle doit être considérée comme un mélange d'oléine et de margarine tout à fait identique avec la graisse humaine.

4. Les poumons sont parfaitement conservés, souples, rosés, exactement semblables à ceux d'un enfant qui vient de naître, mais qui n'a pas respiré.

5. Le foie est moins volumineux de moitié que celui d'un enfant à terme ; sa partie supérieure gauche est convertie en une masse graisseuse, ferme, lobulée, d'un blanc mat.

6. L'utérus est rouge et comme à l'état normal avec ses annexes.

7. Les membres supérieurs et inférieurs disséqués font voir que les muscles ont conservé leur flexibilité, leur teinte rosée, et qu'ils ne diffèrent en rien de ceux d'un enfant qui vient de naître. Les artères, veines et nerfs présentent tous leurs caractères normaux ; toutes ces

parties sont unies par un tissu cellulaire assez chargé de graisse, mais n'offrant rien de particulier, si ce n'est peut-être une plus grande densité.

8. Les os, généralement moins longs que ceux d'un enfant à terme, sont plus épais, leur consistance paraît plus grande; les épiphyses, quoique n'étant pas réunies, sont cependant plus fortement appliquées au corps des os qu'à l'état normal.

Quant à la conservation parfaite, à l'état de mollesse, de flexibilité des viscères thoraciques et abdominaux, des muscles, vaisseaux et nerfs, pendant dix-huit ans, conservation telle que le fœtus aurait pu servir jusqu'à un certain point à la dissection des organes, elle s'explique par une sorte de dessiccation incomplète à la vapeur, qui a eu lieu dans la cavité abdominale. Le cerveau et la moelle épinière sont les seuls organes qui ne se conservent jamais en pareil cas : ils se convertissent toujours en une matière grasse concrète.

A ces deux observations nous joignons un extrait de celle d'Albosius (d'Alibourg, médecin du roi Charles IX) avec une partie du texte, afin de mettre sous les yeux du lecteur des détails intéressants, quoique déjà anciens.

Colombe C....., de Sens, éprouva à 28 ans tous les symptômes de la grossesse; au neuvième mois elle ressentit les douleurs ordinaires de l'accouchement, perdit les eaux, puis un gros caillot sanguin, et ce fut tout. Bientôt ses mamelles s'affaissèrent, les mouvements de l'enfant se suspendirent, et les douleurs se calmèrent peu à peu, mais elle garda le ventre d'une femme enceinte; elle mourut à l'âge de 68 ans. Sa grossesse avait duré vingt-huit ans.

Après sa mort, l'autopsie fut faite par des hommes de l'art; Albosius nous en a conservé les détails, attestés par six témoins oculaires : trois médecins, deux chirurgiens, un pharmacien (1).

(1) Voici le texte : « Quibus, dissecto mulieris abdomine, et rejecto
« infra peritonæo, uterus sese offert, aspectu quidem rugosus et ver-
« sicolor, ut crista illa pendula, quæ gallis indicis ex summo capite
« prolabitur, vel potius ut operimentum illud cutaneum quod illorum
« collum ambit. Tactu autem durus, testaceus et crassus instar τῶν
« ὀστρακοδέρμων. Tum novaculam in portentosam illam molem et gy-
« pseam injiciunt, qua ad aciem cultelli renitente, scalprum altius
« adigunt. Eorum autem alter inflicto casu in cranium vulnere et in
« aliquot costas, tandem humerum dextrum impetit, a quo erumpens
« ossis caput, certissimam fecit fidem ossium illic latitantium. Ex quo
« scalpellum alio transferunt, et magnâ vi. sensim tamen et rectâ,

On trouva un enfant du sexe féminin : les mains et les pieds étaient pétrifiés, de telle sorte qu'on aurait cru voir dès membres en marbre ou en ivoire, d'autant plus que les chairs et la peau étaient restées entières. Tous les viscères, le cœur, le cerveau s'offraient à l'état naturel, sinon qu'ils étaient durcis outre mesure, moins cependant que les parties externes.

L'enveloppe qui contenait ce fœtus était dure, épaisse, comme testacée, résistant au tranchant du scalpel. Albosius ne doute point que ce ne fût l'utérus, et il en décrit l'aspect extérieur.

Cruveilhier a mis en doute la vérité de cette assertion, sous prétexte du défaut de connaissances anatomiques à cette époque. Sans vouloir infirmer cette décision, nous rappellerons que Muhlbeck, dans son observation, a émis une pareille assertion et il était en position de bien voir. Si, d'un autre côté, on peut admettre le séjour prolongé d'un produit de conception dans l'utérus pendant des mois et des années, ce que nous avons essayé d'établir plus haut par des faits bien observés, on ne comprendrait pas, en partant de cette donnée première, pourquoi ce même produit ne pourrait s'enkyster, s'incruster aussi bien qu'en dehors de la cavité utérine. Nous ne faisons guère que soumettre ces hypothèses à l'examen, sans vouloir aller au delà ; il n'y a pas là en effet matière suffisante pur une affirmation, et la question appellerait de nouvelles recherches, si le doute était admissible.

« uterum secant, diductisque durissimis vulneris labris, infantem in
« orbem implicitum et ex transverso in uteri positum, introspiciunt
« in penitissimo sinu et altissimis latebris stabulantem, in suamque
« veluti cystim quam allantoïdem tunicam fuisse puto, callosissimam
« reconditum.

« Uterus ipse, præcipuè ad coxam dextram, ad nates, et ad partem
« spinæ dorsi cum cute infantuli omnino coalescebat.

« Ossa capitis tenuia quidem, sed firma, et instar cornu nitentia,
« cute capitis multis in locis pilosa. »

QUATRIÈME PARTIE

CONCLUSIONS.

Arrivé au terme de ce travail, nous croyons utile d'en présenter un résumé rapide et de formuler les conclusions qui nous semblent ressortir de la généralité des faits observés.

1º A la première période de son développement, l'embryon, frappé de mort, subit une *dissolution* plus ou moins complète, et le placenta peut, restant adhérent à l'utérus, continuer à vivre et éprouver d'importantes modifications jusqu'au moment de l'expulsion de l'œuf entier.

2º Dans la deuxième période, le fœtus subit une altération toute spéciale, qui consiste dans une sorte d'amincissement et de dessiccation à laquelle on a donné le nom de *momification;* altération bien distincte qui le maintient pendant des mois entiers presque sans changement apparent, sauf dans son volume et sa coloration.

Pour les cas de grossesse gémellaire on observe en outre l'*aplatissement* en galette du fœtus momifié.

3º Dans la troisième période, le fœtus passe par tous les degrés d'une autre altération appelée *macération*, désorganisation progressive, sans odeur, sans production de gaz.

Au premier stade les lésions portent principalement sur les téguments, le système vasculaire qui laisse transsuder son contenu, le tissu cellulaire qui s'infiltre, et les organes internes qui subissent une diminution de consistance.

Au deuxième stade, il y a dénudation épidermique, mollesse et affaissement général du corps, mobilité des os du crâne, ramollissement des viscères, et notamment du cœur et du cerveau qui passe à l'état de bouillie épaisse; déformation et état granuleux des éléments spécifiques des organes.

Au troisième stade, excoriation sur divers points du corps, flaccidité extrême des tissus, dislocation des os crâniens; flétrissement, amincissement et décoloration des viscères, liquéfaction du cerveau; présence dans la plupart des tissus de granulations grises et surtout de granulations graisseuses coïncidant avec la disparition de tout ou partie des éléments propres.

Au dernier stade, degré extrême de la macération, dissociation des parties et disparition graduelle de certains tissus. Cette période ultime de l'altération ne peut guère s'observer que dans des cas tout à fait exceptionnels qui supposent un séjour prolongé dans la cavité utérine, et alors ce séjour aboutit pour le fœtus ou à la destruction successive de ses divers organes ou à une sorte de consomption des parties molles et de réduction au squelette, ou enfin même à une conservation indéfinie de l'organisme inclus.

4º Au terme de la grossesse, c'est-à-dire, au moment où, par diverses causes, l'expulsion d'un fœtus privé de vie est retardée, si l'air atmosphérique a trouvé accès jusqu'à lui, alors se produit la putréfaction, ou décomposition avec dégagement de gaz, état emphysémateux des tissus et fétidité insupportable des matières altérées.

5º Quand le fœtus est situé hors de la cavité utérine, on observe encore, suivant la période pendant laquelle il a cessé de vivre, toutes les altérations rapportées plus haut, c'est à savoir la dissolution, la momification, la macération avec ses degrés et ses modes de terminaison, et sans doute aussi la putréfaction.

6º D'après un certain nombre d'observations, on est autorisé à admettre pour les grossesses extra-utérines l'enkystement osseux ou calcaire du produit de la conception, l'induration du fœtus, la pétrification, c'est-à-dire l'imprégnation de tout ou partie de ses tissus par des sels de chaux; et peut-être même aussi une véritable ossification.

7º Enfin, si l'on considère toutes ces altérations d'une manière générale, si l'on cherche, en dehors de la terminaison dernière, nécessairement fatale, le caractère qui leur est commun, on reconnaît qu'au fond de toutes il y a une dégénérescence graisseuse qui s'explique par l'analogie et l'expérimentation, aussi bien qu'elle se constate par l'observation directe.

TABLE DES MATIÈRES

I. Étude préliminaire. 1
   1º Difficultés de la question. 3
   2º Développement normal du fœtus. 7
   3º Causes de la mort du fœtus. 15
   4º Signes de la mort du fœtus. 18
   5º Conséquences de la mort du fœtus. — Stéatose. . . 22

II. Grossesse utérine. 32
   1º Altérations pathologiques ou antérieures à la mort. 32
   2º Altérations dans la première période de la vie fœ-
      tale. — Dissolution. 35
   3º Altérations dans la deuxième période de la vie fœ-
      tale. — Momification. 44
   4º Altérations dans la troisième période de la vie fœ-
      tale. — Macération. 57
   5º Altérations dans la grossesse utérine prolongée. . . 81
   6º Altérations au terme de la grossese. — Putréfaction. 101
   7º Altérations singulières ou douteuses. 110

III. Grossesse extra-utérine. 114
   1º Changements dans les organes et les enveloppes du
      fœtus. 114
   2º Altérations des trois premières périodes. 120
   3º Altérations ultimes. 125
      1º Ramollissement, fonte putrilagineuse, expulsion. 125
      2º Squelettisation. 129
      3º Induration, ossification, pétrification. 132

IV. Conclusion. 146